Gülcihan Kacar

Casemanagement in der Versorgung von Schlaganfallpatienten

AF144453

Gülcihan Kacar

Casemanagement in der Versorgung von Schlaganfallpatienten

Die Akzeptanz von Casemanagement in Deutschland im Vergleich zu anderen Ländern

Reihe Gesellschaftswissenschaften

Impressum / Imprint

Bibliografische Information der Deutschen Nationalbibliothek: Die Deutsche Nationalbibliothek verzeichnet diese Publikation in der Deutschen Nationalbibliografie; detaillierte bibliografische Daten sind im Internet über http://dnb.d-nb.de abrufbar.

Bibliographic information published by the Deutsche Nationalbibliothek: The Deutsche Nationalbibliothek lists this publication in the Deutsche Nationalbibliografie; detailed bibliographic data are available in the Internet at http://dnb.d-nb.de.

Coverbild / Cover image: www.ingimage.com

Verlag / Publisher:
AV Akademikerverlag
ist ein Imprint der / is a trademark of
OmniScriptum GmbH & Co. KG
Heinrich-Böcking-Str. 6-8, 66121 Saarbrücken, Deutschland / Germany
Email: info@akademikerverlag.de

Herstellung: siehe letzte Seite /
Printed at: see last page
ISBN: 978-3-639-49064-0

INHALTSVERZEICHNIS

ABBILDUNGSVERZEICHNIS

TABELLENVERZEICHNIS

ABKÜRZUNGS- UND AKRONYMVERZEICHNIS

Abb.	Abbildung
AIDS	Acquired Immunodeficiency Syndrome
amb.	ambulant
Aufl.	Auflage
BKK	Betriebskrankenkasse
BMBF	Bundesministerium für Bildung und Forschung
BMC	Bundesverband Managed Care
BMG	Bundesministerium für Gesundheit
bspw.	beispielsweise
bzw.	beziehungsweise
C	Canada
ca.	circa
CCT	Craniale Computertomographie
CM	Case Management
D	Deutschland
DGCC	Deutsche Gesellschaft für Care und Case Management
DGN	Deutsche Gesellschaft für Neurologie
DIMDI	Deutsches Institut für Medizinische Dokumentation und Information
DMP	Disease-Management-Programm
DRG	Diagnosis Related Group
DSG	Deutsche Schlaganfallgesellschaft
DZKF	Deutsche Zeitschrift für Klinische Forschung
e.V.	eingetragener Verein
erw.	erweitert
et al.	und andere
etc.	et cetera / und so weiter
f.	folgende
F.	Folie
ff.	und folgende
GKV	Gesetzliche Krankenversicherung
GmbH	Gesellschaft mit beschränkter Haftung
GMG	GKV-Modernisierungsgesetz
GRG	Gesundheits-Reformgesetz

Hrsg.	Herausgeber
HVB	HypoVereinsbank
IHV	Industrie, Handel und Versicherungen
IV	Integrierte Versorgung
KH	Krankenhaus
KKH	Kaufmännische Krankenkasse
MeSH	Medical Subject Heading
MRT	Magnetresonanztomographie
MVZ	Medizinisches Versorgungszentrum
MWV	Medizinisch Wissenschaftliche Verlagsgesellschaft
NOG	Neuordnungsgesetz
OECD	Organisation für wirtschaftliche Zusammenarbeit und Entwicklung
OPS	Operationen- und Prozedurenschlüssel
R+V	Raiffeisen- und Volksbanken
RCT	Randomized Controlled Trial
s.	siehe
S.	Seite
SGB	Sozialgesetzbuch
Tab.	Tabelle
TEE	Transesophageal Echocardiography / Transösophageale Echokardiographie
TKK	Technische Krankenkasse
u. a.	unter anderem
UK	United Kingdom / Vereinigtes Königreich
USA	United States of America / Vereinigte Staaten von Amerika
VÄndG	Vertragsarztrechtsänderungsgesetz
Vgl.	Vergleich
Vol.	Volumen
WHO	World Health Organization
WSG	Wettbewerbsstärkungsgesetz
z.B.	zum Beispiel

1 EINLEITUNG

Bereits durch das 2. NOG von 1997 für Modellvorhaben und Strukturverträge setzte der Gesetzgeber ökonomische Anreize für neue Managementperspektiven und neue Versorgungsmodelle im Rahmen der Integrierten Versorgung. Im gleichen Jahr 1997 entstand der Bundesverband Managed Care e.V. (BMC)[1]. Erstmalig durch die Gesundheitsreform 2000 wurden große Entscheidungen zur Verzahnung von ambulanter und stationärer Versorgung (Einführung der Integrierten Versorgung, § 140a ff. SGB) in Deutschland getroffen. Aus gesundheitsökonomischer und unternehmenspolitischer Sicht wurden sinnvolle neue Modelle und Versorgungsformen mit dem Ziel für patientenorientierte und sektorenübergreifende Lösungen neu entwickelt. Seitdem gilt das Case Management in seiner Entwicklung als eine immer mehr anerkannte Methode im Rahmen von Managed Care.[2]

Herkömmliche Lösungen wie standardisierte Behandlungspfade bzw. Qualitätsmanagement stoßen bei langen und variablen Verläufen von chronischen Erkrankungen an ihre Grenzen. Es gibt Patientengruppen innerhalb einer Erkrankung, die nicht über klinische Behandlungspfade abgebildet werden können. Diese stehen im Fokus des Case Managements, welches im ersten Schritt zur Identifikation solcher Patientengruppen dient.[3]

In Deutschland werden ca. 250.000 neue Schlaganfälle pro Jahr festgestellt, davon sterben etwa 75.000 innerhalb des ersten Monats.[4] Der Schlaganfall ist die weltweit dritthäufigste Todesursache nach Herz-Kreislauf-Erkrankungen und bösartigen Tumoren.[5] Aufgrund dieser hohen Eintrittswahrscheinlichkeit und des hiermit steigenden Verbrauches an Gesundheitsressourcen, wie kostenintensive Krankenhausaufenthalte, Rehabilitationsbehandlungen, Arbeitsausfälle, fortbestehender Pflegebedürftigkeit, Folgeerkrankungen

---

[1]   Bundesverband für Managed Care ist ein Verein mit dem Sitz in Berlin. Der Verein ist selbstlos tätig; er verfolgt keine eigenwirtschaftlichen Zwecke.
[2]   Vgl. Amelung et al. (2008), S. 217 ff.
[3]   Rausch (2007), S. 47.
[4]   BMBF (2009), Zugriff am [17.09.2009].
[5]   Klinik und Poliklinik für Neurologie Regensburg der Universität Regensburg © (2008), Zugriff am [17.09.2009].

mit weiterer Abnahme der Lebensqualität, bedeutet die Versorgung von chronisch Kranken eine erhebliche Herausforderung für die Gesellschaft.[6]

Um die Thematik der Arbeit einordnen zu können, wird im zweiten Kapitel das Versorgungskonzept Case Management in der Theorie beschrieben. Die Zielvorstellung von Case Management, sowohl in der individuellen (Patienten- bzw. Klientenebene) als auch in der institutionellen Ebene (Koordination von Dienstleistungen, bspw. zwischen stationären und ambulanten Einrichtungen) die Versorgung möglichst effektiv zu verknüpfen, wird durch die wenigen Case Management Modelle in Deutschland veranschaulicht. Im dritten Kapitel werden das Krankheitsbild und die medizinische Therapie von Schlaganfall, sowie die Organisation der Stroke Unit in Deutschland dargestellt.

Anschließend wird im vierten Kapitel eine systematische Übersicht über relevante Treffer der medizinischen Datenbanken Embase und Medline der Sekundärliteratur, und darüber hinaus über Treffer der freien Internetrecherche, unter bestimmten Einschlusskriterien zusammengestellt. Nach einer Datenextraktion werden im fünften Kapitel anhand der eingeschlossenen Literatur die Ergebnisse über die Qualitäts- / Zielparameter der Interventions- und Kontrollgruppe bei Schlaganfallpatienten erörtert.

Das Ziel der Literaturrecherche ist es, die Frage nach der Wirksamkeit des Versorgungskonzeptes Case Management bei Schlaganfallpatienten in Deutschland und Nordamerika zu beantworten. Die tendenzielle Antwort wird im vorletzten Kapitel diskutiert. Zusammenfassend werden im letzten Kapitel die gewonnenen wichtigsten Eckpunkte und Ergebnisse, die möglichen Defizite, sowie eine Tendenz in der Versorgung von Schlaganfallpatienten durch die Case Management Implementierung demonstriert.

---

6   Vgl. Franzkowiak (2008), S. 196, in Anlehnung an Rosenbrock / Gerlinger (2004).

2 CASE MANAGEMENT

Vor der Darstellung des Case Management (CM)[7] Konzeptes in der Praxis, speziell in der Schlaganfall-Versorgung, werden in diesem Kapitel die Entwicklung und grundlegende Definitionen, alternative Versorgungsmodelle in Deutschland, sowie Ziele und Nutzen von CM dargestellt. Im zweiten Unterabschnitt werden die Behandlungsstruktur (individuelle Ebene) und Kooperationsbeziehungen zwischen den einzelnen Sektoren im Rahmen der integrierten Versorgung (institutionelle Ebene) thematisiert.

2.1 GRUNDLAGEN

2.1.1 ENTWICKLUNG UND DEFINITION

Die Reorganisation der sozialen und gesundheitlichen Versorgung in den 1970er Jahren spiegelt den Hintergrund der Einführung von CM in den USA wider. Im Rahmen der „Deinstitutionalisierung" in den USA wurde die Organisation von ambulanter Betreuung von chronisch und psychisch kranken Menschen durch soziale und medizinische Dienste neustrukturiert.[8]

Seit Beginn der neunziger Jahre gewann das CM über die Verbreitung von Managed Care in den USA an Bedeutung. Wendt vertritt die Meinung, dass Managed Care „Systeme der gesundheitlichen Versorgung, in denen die Finanzierung der Leistungen mit ihrer effizienten Erstellung verbunden wird" sind.[9]

In der Zwischenzeit haben sich in den USA verschiedene Formen von Case Manager[10] Funktionen herauskristallisiert. In Deutschland dagegen ist aktuell die „Blütezeit" von CM Formen.

---

7   CM steht als Abkürzung für Case Management. In den folgenden Abschnitten wird aufgrund der Vereinfachung die Abkürzung benutzt.

8   Vgl. Wendt (2008), S. 18 f., in Anlehnung an Dill (2001).

9   Wendt (2008), S. 27, in Anlehnung an Arnold et al. (1996).

10   Die Rolle der Patientenbegleitung, die eine Person im Case Management übernimmt, wird Case Manager bezeichnet. Oft wird das Pflegepersonal weitergeschult und enthält eine Zusatzqualifikation als Case Manager (Synonym: Care Koordinator). Im Folgenden wird aufgrund sprachlicher Vereinfachung nur die männliche Form der Personen verwendet. Es sind jedoch stets Personen männlichen und weiblichen Geschlechts gleichermaßen gemeint.

Es werden drei Arten unterschieden: die „Advocat"-Funktion, die „Broker"-Funktion und die „Gatekeeper"-Funktion. Jedoch stehen in diesem Zusammenhang die verschiedenen Formen nicht im Mittelpunkt, vielmehr wird hier der zeitliche Entwicklungsstand von CM betont.[11]

Ursprünglich stammt der Begriff „Case Management" aus dem angloamerikanischen Raum und bedeutet soviel wie „Fallmanagement". Nach der DGCC[12] ist die Unterscheidung von Fallmanagement (Optimierung der Hilfe im konkreten Fall) und Systemmanagement (Optimierung der Versorgung im Zuständigkeitsbereich) im CM von großer Bedeutung.[13]

Auf der Suche nach einer Definition wurde eine große Parallelität zwischen dem aus den USA stammenden CM und dem in Deutschland rechtsgültigen Fallmanagement gemäß §14 SGB II festgestellt. Daher kann der Inhalt des Begriffes „Fallmanagement" an folgende Definition der „Case Management Society of America" anschließen: „Case Management ist ein kooperativer Prozess, in dem Versorgungsangebote und Dienstleistungen erhoben, geplant, implementiert, koordiniert, überwacht und evaluiert werden, um so den individuellen Versorgungsbedarf eines Klienten mittels Kommunikation und verfügbarer Ressourcen abzudecken".[14]

Eine gegenwärtige begriffliche Festlegung in der Satzung der DGCC lautet: „Case Management ist ein Handlungsansatz zum Aufbau eines zielgerichteten Systems von Zusammenarbeit, das am konkreten Unterstützungsbedarf der einzelnen Person ausgerichtet ist und an dessen Herstellung die betroffene Person konkret beteiligt wird. Ziel ist, Aufgaben und Abläufe aller in der Klienten- und Patientenversorgung tätigen Professionen zu koordinieren und die Leistungserbringung möglichst effektiv und effizient zu gestalten."[15] Um generell der Vielfalt an CM Definitionen und Konzepten eine Übersicht zu verschaffen, wurden die unterschiedlichen Konzepte klassifiziert. In dieser

---

11   Vgl. Cortekar / Hugenroth (2006), S. 78, in Anlehnung an Ewers / Schaeffer (2000).
12   Zweck der DGCC ist die Verbesserung der humandienstlichen Versorgung von Menschen durch ein qualifiziertes Case Management.
13   Vgl. DGCC (2009a), Zugriff am [22.09.2009].
14   DGCC (2009b), Zugriff am [22.09.2009].
15   Wendt / Borke-Petrovic (2009), S. 4 f.

Arbeit liegt der Fokus auf dem CM Konzept für katastrophale oder kostenintensive medizinische Ereignisse vom Akutkrankenhaus bis zur langjährigen Versorgung nach dem Eintritt der Krankheit. Diese Form des CM ist auf spezifische Zielgruppen beschränkt (hier: Schlaganfall) und zielt auf Zugangssteuerung und Kostenersparnis, indem stationäre Aufenthalte und medizinische Komplikationen vermieden sowie zu einer weitgehenden gesundheitlichen Stabilisierung der Patienten beigetragen wird.[16]

2.1.2 ABGRENZUNG ZU MANAGED CARE VERSORGUNGSMODELLEN UND DIE GESETZGEBUNG DER LETZTEN ZEHN JAHRE

In Abgrenzung zum Disease Management als Versorgungskonzept steht beim CM der einzelne Patient als Einzelfall mit all seinen Erkrankungen im Vordergrund. Der Kostenaufwand bei CM ist relativ hoch. Disease Management beschreibt dagegen ein Versorgungsmodell anhand seines Versorgungsprozesses.[17]

Allgemein wird in Managed Care Organisationen zwischen Disease- und Case Management unterschieden. Unter der Managed Care Konzeption verbirgt sich das CM als „die logistische Betreuung eines komplizierten, pflege- und ressourcenintensiven medizinischen Individualfalles ausgerichtet."[18] Darin zeigt sich der grundlegende Unterschied zu Disease Management, das die spezifischen Erkrankungen in den Mittelpunkt stellt.

Damit ist das CM auf das „multidisziplinäre Management des komplizierten, kostenträchtigen Einzelfalls innerhalb einer bestimmten Phase ausgerichtet." Der Fokus wird auf Patienten mit hohem Risiko, mit lebensgefährlichen Verletzungen oder solche mit einer chronischen Erkrankung gerichtet. Typische Krankheitsbilder, die durch ein CM betreut werden, sind beispielsweise AIDS und Schlaganfall. Einsatzkriterien für CM Konzepte sind überlange Liegezeiten, gescheiterte oder wiederholte chirurgische Eingriffe sowie Fallkosten, die bestimmte kritische Werte übersteigen können.[19]

---

16   Vgl. Ewers / Schaeffer (2005), S. 58 f., in Anlehnung an Kaplan (1990), Hinderson / Wallack (1987).
17   Vgl. Jahn (2009), F. 21.
18   Fries (2003), S. 102 f.
19   Vgl. Amelung (2007), S. 216, in Anlehnung an Mullahy (1996).

Der Gesetzgeber hat in den letzten zehn Jahren schrittweise die Gestaltungsoptionen für neue Versorgungsformen vermehrt. Die folgende Abbildung zeigt die Chronologie der wichtigsten Gesetzesänderungen in Bezug auf die neuen Versorgungsmodelle. In diesem Zusammenhang gilt die Betonung auf den unternehmerischen Spielraum für Akteure in den unterschiedlichen Sektoren des Gesundheitswesens.[20]

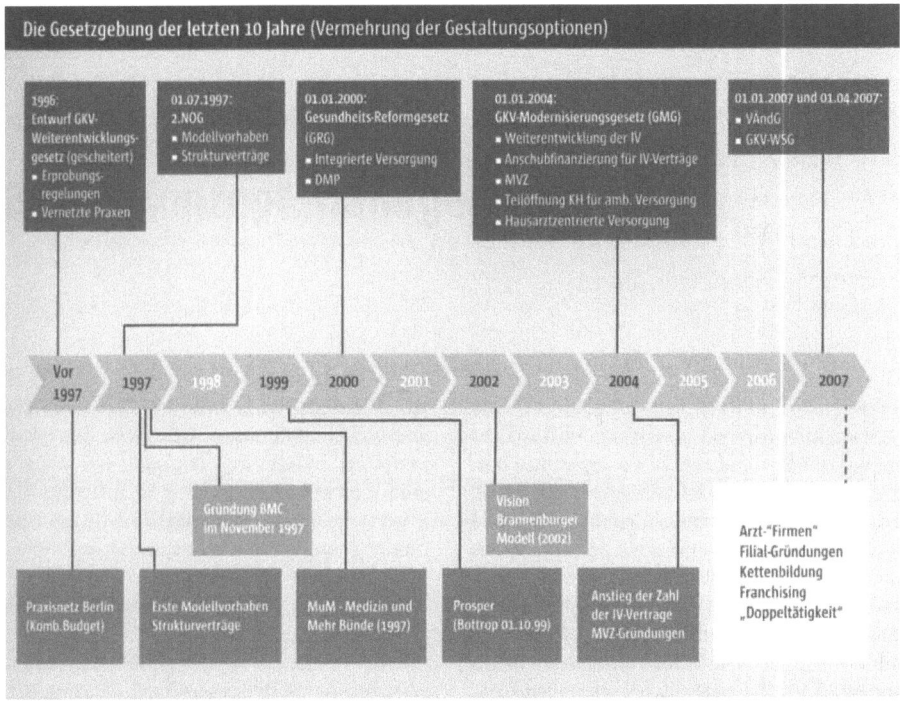

Abb. 1: Die Gesetzgebung der letzten zehn Jahre hat schrittweise die Gestaltungsoptionen für neue Versorgungsformen vermehrt. (Quelle: Amelung (2008), S. 7.)

---

20   Vgl. Amelung (2008), S. 6 f.

2.1.3 ZIELE UND NUTZEN

Bei der Frage, welches das zentrale Ziel von CM ist, wird eine einfache Antwort nicht möglich sein. Dies wird unter Experten oft heftig und kontrovers diskutiert. Eine einfache Zusammenfassung von Ewers lässt die eigentliche Kernaussage erkennen: „Kurz gefasst besteht das Proprium des angloamerikanischen Case Managements darin, dass es in Anlehnung an die Zielvorstellung einer kontinuierlichen und integrierten Versorgung (continuum of care) die zeitlichen und räumlichen Dimensionen des Versorgungsgeschehens überbrückt und insofern auf zentrale Herausforderungen in komplexen und hochgradig arbeitsteiligen Sozial- und Gesundheitssystemen reagiert."[21] [22] Im engeren Sinne werden die Aufgaben des Case Managers unter drei Funktionsbereichen betrachtet: a) die behandlungsorientierten Aktivitäten; b) die beruforientierten Aktivitäten und c) die finanzielle Beratung.[23] [24]

Der Fokus ihrer Aufgabenbereiche liegt dabei auf den behandlungsorientierten Aktivitäten. Die behandlungsorientierten Aufgaben eines Case Managers nach Amelung umfassen „alle Aktivitäten, die sichern sollen, dass der Patient eine effektive medizinische und pflegerische Versorgung erhält. Sie beinhalten insbesondere Einzelaktivitäten in der Kommunikation mit dem Patienten, sowie mit dem medizinischen Behandlungsteam (Ärzte, Pflegepersonal, Physio- und Psychotherapeuten) und im Rahmen der Entlassungsplanung, in Gesprächen mit Anbietern von medizinischen Geräten und Medizinprodukten, sowie mit Dienstleistern in der Heimpflege über Verwendungszweck, Qualität und Kosten der Geräte.[25] Im Rahmen dieser Arbeit werden die berufsorientierten Aktivitäten und die finanzielle Beratung nicht näher dargestellt. Die folgende Abbildung gibt eine Vorstellung darüber, welche Aufgabenbereiche durch Case Manager außerdem tangiert werden.

21   Werthemann (2006), S. 35.
22   Ewers (2005), S. 54, in Anlehnung an Rothman (1991), Bower (1995).
23   Amelung (2007), S. 217.
24   Vgl. König (2006), S. 19.
25   Vgl. Amelung (2007), S. 218, in Anlehnung an Mullahy (1996).

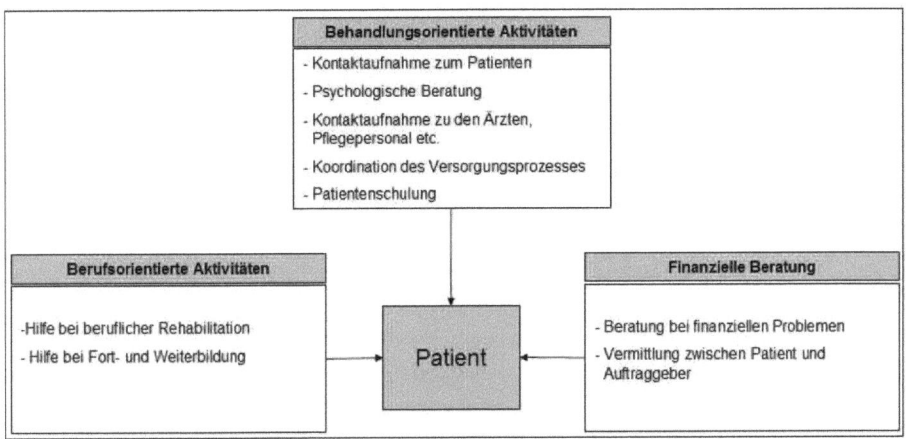

Abb. 2: Aufgabenspektrum des Case Managers. (Quelle: Amelung (2007), S. 217.)

Von den behandlungsorientierten Tätigkeiten abgeleitet ist eine weitere charakteristische Zielvorstellung des Case Managers, dass er als „Schnittstellenmanager" über organisatorische und professionelle Grenzen hinaus agiert.[26] Der Umgang mit Informationen und die Kommunikation an Schnittstellen verlangt Präzision und Sorgfalt. Ein geringer Datenverlust kann gravierende Folgen für die Gesamtbehandlung innerhalb einer Fallführung haben. Faß unterstellt, dass dieser Umgang ein kritischer Faktor sei. Er vertritt die Meinung, dass CM per se „Schnittstellenmanagement" ist. Die Art des Informationsaustausches ist zwischen den Case Managern, innerhalb des CM Teams und zwischen Case Managern und externen Stellen (Leistungserbinger, Kostenträger, Abnehmer und alle Art Dienstleister) von großer Bedeutung.[27] Ein entscheidendes Ziel ist damit die Sicherstellung von wichtigen Informationen über den Behandlungsprozess hinweg.

Das CM wird von Amelung als „ein kooperativer Prozess, durch den die Versorgungsmöglichkeiten eines Patienten sektorenübergreifend geplant, bewertet, implementiert, koordiniert, überwacht und evaluiert werden", definiert. Die Qualität und die Kosten-Effektivität der Versorgung soll durch Kommunikationsprozesse und die optimale Nutzung der verfügbaren

---

26   Vgl. Werthemann (2006), S. 35 f.
27   Faß (2006), S. 154.

Ressourcen gefördert werden.[28] Erst seit der Gesundheitsreform 2000 gibt es in Deutschland die Möglichkeit, eine Anwendung von CM auch im deutschen Gesundheitswesen sicherzustellen. Von diesem Zeitpunkt ab wurde die Voraussetzung von CM als kostenlenkendes Instrument mit Einsparpotentialen im Rahmen der integrierten Versorgung erfüllt und die Anwendung intensiver diskutiert.[29]

Die Frage nach dem Nutzen von CM wird nun immer häufig gestellt. Die Antworten beruhen zwar auf wenig wissenschaftlich fundierten Daten, jedoch kann durch die oben beschriebenen Ziele der Nutzen abgeleitet werden. Der Case Manager als Informationslieferant und Koordinator zwischen den Schnittstellen vermeidet somit unnötige Arztbesuche, verhindert Rehospitalisierungen, umgeht Notfälle und zu frühe Einweisungen in Heime. Der Nutzen ist damit ein verminderter Ressourcenverbrauch. Diese Reduzierung bewirkt Kosteneinsparungen und eine höhere Arzt- und Patientenzufriedenheit. Letztendlich wird für eine bessere Lebensqualität der Patienten gesorgt.[30]

---

28   Amelung (2007), S. 215.
29   Vgl. Knieps (2005), S. 28.

30   Szathmary (1999), S. 172 f., in Anlehnung an Rothman et al. (1981).

2.2 STRUKTURELLE EBENEN

2.2.1 DIE PATIENTENEBENE

In diesem Abschnitt wird die Fallführung auf der individuellen Ebene über verschiedene Phasen dargestellt. Im weiten Sinne haben spezielle Pfadbegleiter bzw. Case Manager „die Verantwortung für die Koordination, die Überwachung und die Evaluation der Behandlung des Patienten".[31] Damit ist die Art und Weise der Koordination eines Patientenfalles über einen Case Manager pfadabhängig. Die Voraussetzung für die Umsetzung eines effektiven CMs ist die Orientierung an standardisierten Ablaufpfaden (Critical Path[32]). Ein Critical Path wird von Amelung als die „Optimierung der einzelnen Schritte eines Behandlungsprozesses und seiner zeitlichen Abfolge durch Ärzte, Pflegepersonal und weitere am Prozess Beteiligte" definiert.[33] In dieser Arbeit wird die Bezeichnung Critical Path bzw. Pathway fortlaufend benutzt. Damit stehen ausschließlich der kritische Pfad und die kritischen Aktivitäten (verweildauerbeeinflussend) im Mittelpunkt.[34]

Die Abbildung (Abb. 3) nach Amelung zeigt den Ablauf eines CMs entlang eines Behandlungspfads. Dieser lässt sich in eine Informationsphase, eine Planungs- und Berichtphase sowie in eine Implementations- und Evaluationsphase gliedern.[35]

INFORMATIONSPHASE

Am Beginn der Informationsphase steht eine Bestandsaufnahme der Fälle. Im ersten Schritt steht die Kontaktaufnahme zu Auftraggebern, zu dem Patienten, zu seinen Ärzten und kommunalen Einrichtungen durch den Case Manager. Hier werden alle Anforderungen des Auftraggebers und Einzelheiten festgehalten. Bei Bedarf sind auch Informationen von den Arbeitgebern, den Anbietern von Medizinprodukten und kommunalen und gemeinnützigen Einrichtungen aufzunehmen.[36]

---

31   Amelung (2007), S. 219, in Anlehnung an Coffey et al. (1992).
32   Klinischer Pfad, Clinical Path bzw. Critical Path werden in der Literatur fälschlicherweise synonym benutzt.
33   Amelung (2007), S. 219.
34   Roeder / Küttner (2007), S. 25.
35   Amelung (2007), S. 219, in Anlehnung an Mullahy (1996), Cesta et al. (1998).
36   Vgl. Amelung (2007), S. 220.

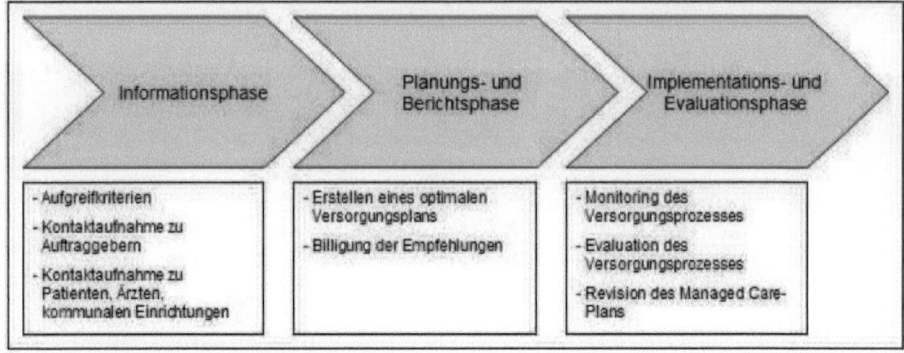

Abb. 3: Ablauf des Case Managements
(Quelle: Amelung (2007), S. 220.)

PLANUNGS- UND BERICHTPHASE

In dieser Phase wird ein optimaler Versorgungsplan durch den Case Manager erstellt. Dieser Plan orientiert sich an den Bedürfnissen des Patienten und beinhaltet Empfehlungen, die wirtschaftlich und mit bestmöglicher Qualität umgesetzt werden können. Nach Gesprächen mit dem Patienten, dem Arzt und den weiteren am Versorgungsprozess Beteiligten wird dem Auftraggeber ein erster Bericht mit Empfehlungen vorgelegt. Dieser Bericht legt die Schwerpunkte nach den Anforderungen des Auftraggebers fest und wird immer aktuell fortgeschrieben. Der Bericht kann eine Kosten-Nutzen-Analyse enthalten. Sie soll zeigen, dass das CM mehr Einsparungen realisiert als Kosten verursacht. Je nach Erfolgaussicht des Inhalts wird der Bericht mit den Empfehlungen des Case Managers im optimalen Fall vom Auftraggeber gebilligt.[37]

IMPLEMENTATIONS- UND EVALUATIONSPHASE

Die Verantwortung für die erfolgreiche Umsetzung trägt der Case Manager, sobald der Auftraggeber den Empfehlungen zugestimmt hat. Ein ständiges Monitoring der Leistungserbringer durch telefonische Anfragen und regelmäßige Besuche, verbunden damit eine Evaluation durch die in der Behandlung erzielten Outcomes in den einzelnen Versorgungsphasen sowie der geplanten Abfolge sind miteingeschlossen. Der Plan ist nach

---

37   Vgl. Amelung (2007), S. 220 f.

Rücksprache mit dem Auftraggeber an dessen Vorstellungen anzupassen.[38] Ein Praxisbeispiel für eine erfolgreiche Implementierung eines Phasenmodells ist das Kölner Modell (s. Kapitel 5.2.2)[39]. Dieses Modell basiert auf eine Folge von standardisierten Phasen des CMs im Krankenhaus und wird in verschiedenen Abteilungen benutzt. Im *Intake* übernimmt der Case Manager die Aufnahme und Terminisierung des Patienten und leitet über vorher erarbeitete Behandlungspfade den Zugang des Patienten ein. Im Assesment erfasst der Case Manager den prospektiven Versorgungsaufwand sowie eine pflegerische Risikoeinschätzung jedes Patienten (*Screening*). Nachdem alle Ressourcen ermittelt worden sind, werden diese Daten an die entsprechenden Schnittstellen weitergeleitet. Das Assesment erfüllt neben der Informationssammlung die Aufgabe der Patientenidentifikation, bei der der Bedarf nach CM festgestellt wird (*Case Finding*). Die weiteren Abläufe, wie das Monitoring und die Evaluation, sind verhältnismäßig der Modellvorstellung von Amelung.[40]

2.2.2 DIE INSTITUTIONELLE EBENE (SYSTEMEBENE)

Der Case Manager übernimmt im deutschen Gesundheitssystem die Berater-Rolle. Dieser schafft auf der operativen Ebene ein Dienstleistungsangebot, welches die Leistungsfähigkeit und eine rationelle Nutzung der Dienste steigern lässt. Die durch die Institutionen entstandenen integrierten Versorgungsnetzwerke vermitteln nun das etablierte Angebot koordiniert an den Patienten und stellen diesem bei Bedarf die für seinen Fall am besten geeigneten und effektivsten Anbieter von Gesundheitsdienstleistungen zur Verfügung. Der Case Manager repräsentiert die Rolle des Mittlers oder „Gate-Keepers". Er trifft Absprachen, klärt sowohl Situationen als auch andere Aufgabenbereiche, er koordiniert und bewertet, wie er sein Handeln dokumentiert und evaluiert. Die Folge dieser Funktionen ist ein effektiveres und effizienteres Angebot der Gesamtdienstleistungen.[41]

---

38   Vgl. Amelung (2007), S.221.
39   Dieses Modell findet in der Kölner Universitätsklinik seit über sechs Jahren Anwendung. Die Universitätsklinik Köln gehört zu den ersten Krankenhäusern in Deutschland, die das Case Management erfolgreich umgesetzt haben. Das Modell wird in Kap. 5 ausführlich geschildert,
40   Vgl. Bostelaar et al. (2008), S. 52 ff.
41   Vgl. Löcherbach (2003), S. 102.

Ein in diesem Zusammenhang erwähnenswertes Beispiel ist das CM Projekt „PatientenNetz der Augsburger Begleitstelle". Das PatientenNetz Schlaganfall begleitet Menschen, die von den Folgen eines Schlaganfalls betroffen sind. Die Begleitung beginnt während des Aufenthalts im Schlaganfallzentrum des Klinikums Augsburg und dauert bis zu einem Jahr. Das Angebot richtet sich an Versicherte teilnehmender Krankenkassen.[42] Dieses bundesweite einmalige Modellprojekt wird vom beta Institut der gemeinnützigen GmbH in Augsburg in Kooperation mit dem Klinikum Augsburg, Neurologische Klinik und klinische Neurophysiologie unter der Leitung Prof. Dr. med. Markus Naumann seit 1. Juli 2005 getragen. Das Projekt wird im Rahmen von verschiedenen Verträgen und Vereinbarungen der Krankenkasse gefördert.[43]

In Versorgungsverträgen, in der das CM Modell zentral eingebunden worden ist, findet nun ein Aufbau von Kooperationsnetzen zwischen den Leistungserbringern statt. In diesem Zusammenhang wird das „selektive Kontrahieren"[44] als „einer der wichtigsten Voraussetzungen für qualitativ hochwertige und wirtschaftliche Behandlungsergebnisse."[45]

In diesem Beispiel wird nochmals deutlich, welche Rolle das CM in der institutionellen Ebene annimmt (s. Kapitel 5.2.1). CM ist also ein geeignetes Instrument, um die Ziele der IV erreichen zu können und Versorgungsstrukturen aufzubauen. Sowohl das CM als ein Managed Care Ansatz als auch die Integrierte Versorgung verfolgen eine Kostenreduzierung und eine Qualitätsverbesserung im Gesundheitswesen. Im Rahmen der IV bedeutet dies, dass eine CM Einrichtung mit Krankenkassen einen Versorgungsvertrag nach § 140a SGB V schließt. Die Case Manager übernehmen dabei die Begleitung der Patienten in dem vereinbarten Ausmaß und achten auf die Qualität der Versorgung, und die Krankenkassen sichern die Finanzierung. Auf diese Weise wird die Methode CM in das Konzept der IV eingebunden.

---

42   beta Institut (2009), Zugriff am [01.10.2009].
43   Vgl. Thorenz / Rottscheidt (2006), S. 21 f.
44   Das selektive Kontrahieren beschreibt die Auswahl geeigneter Leistungserbringer im Zusammenhang von Managed Care Organisationen.
45   Amelung (2007), S. 115.

3 SCHLAGANFALL

In diesem Kapitel wird die Versorgung des Schlaganfalls sowohl aus medizinischer als auch organisatorischer Perspektive erörtert. Dabei werden alle Merkmale des Krankheitsbildes und die Anforderungen an das Schlaganfall Management dargestellt. Aus gesundheitsökonomischer Sicht ist es das Ziel, durch den Aufbau effizienter Versorgungsstrukturen für derartige Erkrankungen, bei denen eine Vielzahl von verschiedenen Leistungserbringern nötig sind, die Kosten der Behandlung bei gleichzeitig hoher Behandlungsqualität zu senken. Die Problematik der Erfassung von Behandlungskosten in Deutschland deutet darauf hin, dass neue Versorgungsstrukturen geschaffen werden müssen, um diese Kosten zu senken.

3.1 KRANKHEITSBILD

3.1.1 HÄUFIGKEIT UND RISIKOFAKTOREN BEI ZEREBRO- UND KARDIOVASKULÄRE ERKRANKUNGEN

Zunächst werden einige Zahlen und Fakten des Schlaganfalls genannt. „In Europa treten 100 bis 700, in Deutschland etwa 200 Schlaganfälle pro 100.000 Menschen und Jahr auf. Die Inzidenz nimmt mit steigendem Lebensalter zu, etwa die Hälfte der Schlaganfallpatienten ist über 70 Jahre alt. Die Inzidenz ist in den osteuropäischen Ländern am höchsten. Männer sind zu etwa 30 % häufiger betroffen."[46]

Bei der Identifikation von Patientengruppen wird eine Bewertung der Mortalität in Beziehung zu ihren Risikofaktoren gegenübergestellt. Aus epidemiologischer Sicht ist die Schlaganfallmortalität in Beziehung zur Hypertonieprävalenz in der älter werdenden Bevölkerung betrachtenswert. Die arterielle Hypertonie steht nach Angaben der WHO weltweit mit 5,8 % als Ursache für die Gesamtsterblichkeit an dritter Stelle nach Mangelernährung und Rauchen. Sie ist weltweit der häufigste Risikofaktor für zerebro- und kardiovaskuläre Erkrankungen.[47]

---

46 Berlit (2007), S. 173.
47 Vgl. Middeke (2005), S. 1 f.

Durch eine genauere Betrachtung der Prävalenz in Nordamerika und Europa lassen sich Unterschiede in den Ländern feststellen. Auffällig ist jedoch die hohe Prävalenz in Deutschland. Folgende Tabelle zeigt die Korrelation zwischen der Hypertonie- und Schlaganfallprävalenz:

	Hypertonieprävalenz (35-65 Jahre)	Schlaganfallprävalenz (tödliche Ereignisse pro 100 000)
USA	28 %	27
Kanada	27 %	26
BRD	**55 % (40 %)**	**41**
Finnland	49 %	54
Spanien	47 %	37
England	42 %	40
Schweden	38 %	36
Italien	38 %	41
Anmerkung: Die Hypertonieprävalenz in Deutschland ist sehr wahrscheinlich zu hoch, da die 55 % auf zwei Messungen zu einem Zeitpunkt beruhen. Der Schlaganfallprävalenz von 41 % würde gut mit einer Hypertonieprävalenz von 40% in Deutschland korrespondieren.		

Tab. 1: Hypertonie- und Schlaganfallprävalenz in Nordamerika und Europa
(Quelle: in Anlehnung an Middeke (2005), S. 2.)

Weitere Risikofaktoren, neben Alter, Geschlecht und genetische Prädisposition, sowie Diabetes mellitus und Fettstoffwechselstörungen, verdoppeln, Rauchen erhöht das Schlaganfallrisiko um den Faktor 1,8. Übergewicht und körperliche Minderaktivität erhöhen das Schlaganfallrisiko gering. Die Hyperhomozysteinämie[48] ist ein unabhängiger Schlaganfallrisikofaktor. Chronischer Alkoholismus führt zu einer Zunahme des Schlaganfallrisikos, während kleinere Alkoholmengen eher protektiv wirken. Bei Vorhofflimmern zeigt sich ein jährliches Schlaganfallrisiko von etwa 4,5 % pro Jahr.[49]

---

48   Homozystein ist eine Aminosäure (ein Baustein von Eiweißen), die im menschlichen Körper produziert wird. Homozystein wird normalerweise zu anderen Aminosäuren abgebaut. Wenn der Homozystein-Spiegel zu hoch ist, dürfte nicht genug Vitamin B im Körper vorhanden sein, um bei dessen Abbau zu helfen. Oder es herrscht Enzymdefekte, um Homozystein zu verarbeiten.
49   Berlit (2007), S. 173.

Die Grundlage für die Schlaganfall-Versorgung wird dann gebildet, wenn letztendlich eine Analyse der Risikofaktoren von Schlaganfallpatienten durchgeführt werden kann. Aus diesem Grund besteht die Notwendigkeit in der Gesellschaft, standardisierte Management-Messinstrumente, wie z.B. Modelle im Rahmen von Managed Care, zu fördern. Die wissenschaftliche Analyse der bisherigen Risikogruppen ist nicht sorgfältig genug, da der Faktor Zeit nicht berücksichtigt worden ist. Problematisch ist eben die sorgfältige Identifikation und Evaluation der verschiedenen Risikogruppen bei komplexen Krankheitsbildern mit variablen Zeitverläufen.

3.1.2 TYPEN UND URSACHEN DES SCHLAGANFALLS

Sinnverwandt zum Terminus Schlaganfall sind angloamerikanische Termini Stroke und Cerebrovascular Accident (CVA).[50] Der Schlaganfall ist ein Krankheitsbild, bei dem akut neurologische Symptome durch Funktionseinschränkungen des Gehirns als Folge einer Durchblutungsstörung auftreten. Die Symptome sind in 20 bis 30 % der Fälle auf eine Hirnblutung und bei ungefähr 70 bis 80 % der Betroffenen auf einen Hirninfarkt zurückzuführen. Die Hirnblutung ist die Folge einer akut auftretenden Blutung (Hämorrhagie) in das Hirngewebe. Der Hirninfarkt dagegen entsteht durch einen plötzlichen Gefäßverschluss, der aus einer Mangeldurchblutung (Ischämie) in einer bestimmten Hirnregion resultiert.[51] Die Abbildung nach Diener und Forsting zeigt die Unterscheidung des Schlaganfalls nach Ursachen (s. Abb. 5).

Die Bezeichnung Hirnblutung einerseits wird oftmals für Blutungen im Inneren des Hirnschädels, im Bereich des Gehirns oder der Hirnhäute verwendet, im engeren Sinne bezeichnet man allerdings nur die intrazerebrale Blutung im Gehirn selbst als Hirnblutung. Zu den Ursachen einer Hirnblutung zählen neben einem Tumor oder Blutgerinnungsstörungen häufig die Ruptur eines Blutgefäßes oder ein Aneurysma im Gehirn. Ein Aneurysma ist eine permanente Ausdehnung des Querschnitts von arteriellen Blutgefäßen in Folge angeborener oder erworbener Gefäßwandveränderungen. Erhöht sich zusätzlich zu den Gefäßerkrankungen bzw. einem Aneurysma der

---

50   Vgl. Harmann et al. (2002), S. 21.
51   Vgl. Hartmann (2007), S. 5 f.

Blutdruck stark, hält der verdünnte Gefäßwandbereich dem steigenden Druck nicht mehr aus und das Gefäß zerreißt. Die Folge davon ist, dass die Blutversorgung des Nervengewebes an der entsprechenden Stelle stillgelegt ist. Damit wird das Gewebe unterernährt, und die einzelnen Nervenfasern werden geschädigt.[52]

Wird in der Neurologie andererseits von einer zerebralen Ischämie gesprochen, so werden zirkulatorische Störungen der Hirngefäße in Beziehung gebracht. „Die häufigste Ursache einer Ischämie ist eine Blockade der arteriellen Blutzufuhr durch arteriosklerotische Gefäßstenosen (Makro- / Mikroangiopathie) oder emboliebedingte Ereignisse. Seltener liegt ursächlich eine venöse Abflussbehinderung vor."[53]

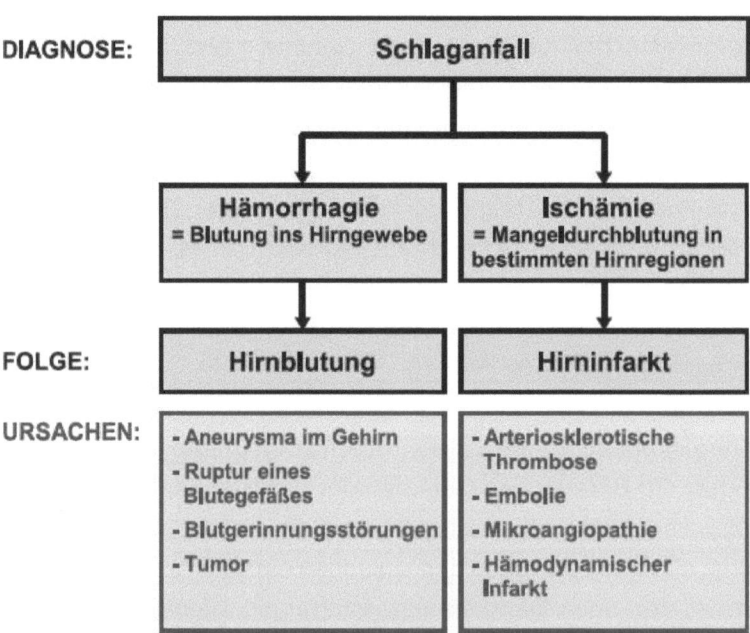

Abb. 4: Einteilung des Schlaganfalls nach der Ursache
(Quelle: Herz (2008), S. 52, in Anlehnung an Diener / Forsting (2002))

Der Schlaganfall lässt sich außerdem nach der zeitlichen Abfolge der Symptomatik einteilen. Danach wird zwischen Transitorisch Ischämischer

---

52   Vgl. schlaganfall-info.de (2009), Zugriff am [24.10.2009].
53   Mumenthaler / Mattle (2006), S. 135.

Attacke (TIA), progredienter Insult und kompletter Insult unterschieden. Eine TIA ist dadurch charakterisiert, dass sich die neurologischen Symptome innerhalb von 24 Stunden vollständig zurückbilden. Bei einem progredienten Insult nehmen die neurologischen Symptome nach dem ersten Auftreten an Schwere zu oder es kommen zusätzlich weitere dazu. Die Symptome sind meistens nur teilweise reversibel. Der komplette Insult ist ein bleibender neurologischer Schaden, wobei sich die Krankheitszeichen allenfalls später teilweise oder nicht zurückbilden.[54]

Die klinische Symptomatik intrakranieller Blutungen ist vergleichbar mit zerebralen Ischämien. Einige Krankheitszeichen sind akuter Kopfschmerz, häufig begleitet von Erbrechen, rasch oder sehr rasch progrediente neurologische Ausfälle (deren Art ist abhängig vom Ort der Blutung im Gehirn), zunehmende Bewusstseinsstörung bis hin zum Koma, sowie epileptische Anfälle.[55] Auf die Symptomatik der verschiedenen Typen wird im Rahmen dieser Arbeit nicht eingegangen. Im nächsten Abschnitt 3.1.3 werden neuroradiologische diagnostische Aspekte mitberücksichtigt. In diesem Zusammenhang ist dagegen die Konzentration auf die Ursache und die diagnostische Therapielösung wichtig, da die klinisch medizinischen Therapiekosten aus gesundheitsökonomischer Sicht in Betracht gezogen werden.

3.1.3 DIAGNOSTIK UND THERAPIE VON SCHLAGANFALL

Generell wird die Diagnostik eines Schlaganfalls in eine Notfalldiagnostik und in eine subakute spezifische Diagnostik aufgeteilt. Mit einer Computertomographie des Kopfes (CCT) und mit bildgebenden Verlaufskontrollen (MRT, digitaler Subtraktionsangiographie, Ultraschall) kann der Arzt in der Akutphase des Schlaganfalls unterscheiden, ob der Schlaganfall durch eine Blutung oder eine Ischämie verursacht wird (s. Abb. 5). Die zeitnahe Durchführung nach Klinikaufnahme ist von besonderer Bedeutung, da bei einem Gefäßverschluss nur in einem engen Zeitfenster innerhalb von 3 Stunden nach Symptombeginn eine medikamentöse Auflösung des verschließenden Blutgerinnsels für den Patient von Vorteil (weniger Lähmungserscheinungen, Mortalitätsreduktion) ist. Eine

---

54   Vgl. Diener / Forsting (2002), S. 4.
55   Mumenthaler / Mattle (2006), S. 147.

erweiterte Labordiagnostik untersucht kardiovaskuläre Risikofaktoren und Gerinnungsparameter. Die dritte Möglichkeit der Diagnostik im Rahmen von Komplikationsmanagement und kardialer Diagnostik umfasst Langzeit-EKG, Langzeitblutdruckmessung, transthorakale Echokardiographie (TTE) und transösophagealer Echokardiographie (TEE).[56]

Aus organisatorisch und medizinisch ökonomischen Gründen gibt es große Unterschiede in der Diagnostik und Therapie von zerebraler Ischämie in einem Krankenhaus, abhängig vom Schlaganfall-Management des Krankenhauses. Nach Diener et al. heißt es, dass „die notwendige Diagnostik nach zerebraler Ischämie mannigfaltig ist und nach klinischer Maßgabe vor allem unter der zeitgemäßen Beachtung mediko-ökonomischer Aspekte erfolgt."[57]

Demzufolge ist das praktische Vorgehen in der medizinischen Therapie des „Hirninfarktes" vielfältig. Nach der Diagnose sollen der neurologische Status und Vitalfunktionen überwacht werden. Ein intravenöser Zugang ist für regelmäßige Blutkontrolle und Flüssigkeitszufuhr erforderlich. Die Atemwege müssen freigehalten werden, eine zusätzliche Oxygenierung ist sinnvoll.

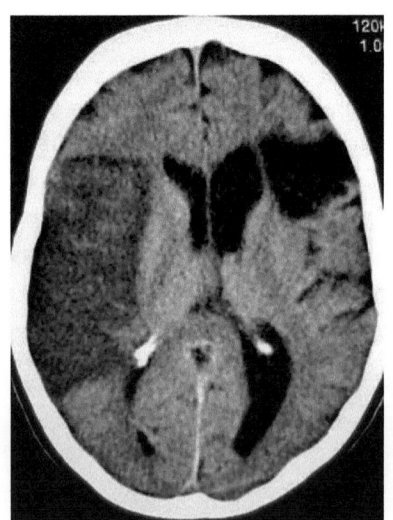

Abb. 5: Kranielle Computertomographie (CCT).
(Quelle: Klingenbeck (2009).)

---

56   Vgl. Diener et al. (2004), S: 23.
57   Diener et al. (2004), S. 23.

Bei Schluckproblemen sollte frühzeitig das Legen einer transnasalen Magensonde indiziert werden. Außerdem sollte eine Urinretention durch wiederholte Katheterisierung behandelt werden. Um Dekubitalgeschwüre zu vermeiden, wird Lagewechsel immobiler Patienten angeordnet. Im Rahmen der medikamentösen Therapie wird Heparin[58] als Prophylaxe zur Erniedrigung des Thromboserisikos empfohlen. Zusätzlich vermindern ausreichende Hydratation und Bewegung das Thromboserisiko. Der Blutdruck sollte initial nicht in den „Normalbereich" gesenkt und nach der Akutphase im leicht erhöhten Bereich gehalten werden. Nach etwa einer Woche kann mit einer Blutdrucknormalisierung, medikamentös durch Clonidin und Urapidil, angefangen werden. Bei der Frührehabilitation werden Physio- / Ergotherapie und Logopädie angewiesen.[59] Im Rahmen dieser Arbeit wird das medizinisch klinische Vorgehen nur „angerissen". Es erfolgt keine detaillierte Beschreibung der klinischen Diagnostik und Therapie. Vielmehr soll hier ein Bild darüber geschaffen werden, welche Punkte das praktische Vorgehen eines Stationsarztes beinhalten müssen. An dieser Stelle muss betont werden, dass die Therapieform von der Auswahl der Instrumente sowohl aus der medizinischen als auch ökonomischen Perspektive abhängt. Die Krankenhausorganisation spielt hierbei eine führende Rolle (s. Kap. 3.2).

3.2 STROKE UNIT IN DEUTSCHLAND

3.2.1 ZIELE UND ORGANISATION DER STROKE UNIT

Wie im Abschnitt 3.1.3 bereits erläutert wurde, ist der Therapieaufwand des Schlaganfalls sehr umfangreich. Bei Schlaganfallverdacht sollte der sofortige Transport in ein Zentrum mit Schlaganfallstation (Stroke Unit) eingeleitet werden. Die zeitnahe Behandlung auf einer Stroke Unit hat eine Reduktion der Mortalität um 30 % und der Aufnahme in ein Pflegeheim um 25 % zur Folge. Das Ziel der Behandlung eines akuten Schlaganfalls ist es, den eingetretenen Schaden zu begrenzen. Dies schließt das Bestreben einer Verhinderung von Komplikationen und Vorbeugung von Rezidiven, sowie das Einleiten einer Rehabilitation eingetretener neurologischer Ausfälle ein.[60]

---

58   Antikoagulans = Blutverdünner
59   Berlit (2007), S. 186.
60   Vgl. Berlit (2007), S. 186.

In Deutschland gibt es zwei Konzepte der Versorgung von Schlaganfallpatienten: zum einen das Konzept der Stroke-Unit-Behandlung, zum anderen das Konzept der Stroke-Team-unterstützten Behandlung. Diese unterscheiden sich dadurch, dass bei dem zweiten Konzept das Stroke-Team auch in einer Normalstation eingesetzt werden kann. Dieses Konzept sei allerdings weniger effektiv, was eine britische randomisierte Studie belegt. Idealerweise erfolgt die Versorgung von Patienten mit akutem Schlaganfall auf einer Stroke Unit. Für eine Aufnahme des Patienten auf die Stroke Unit gelten bestimmte Kriterien. Im Folgenden werden diese kurz aufgeführt (s. Tab. 3).[61]

Die Organisation einer Stroke Unit besteht aus einem spezialisierten Ärzteteam, das eng mit anderen Kliniken zusammen arbeitet und durch die vorhandenen diagnostischen Möglichkeiten eine schnelle Akutdiagnostik des Schlaganfalls bieten kann. Die erfolgreiche Arbeit auf einer Stroke Unit hängt von der engen Zusammenarbeit mit den umliegenden Kliniken und den Rettungsdiensten ab.[62]

In November 2008 wurde zum ersten Mal ein neues Konzept, die Mobile-Stroke-Unit, von der Klinik für Neurologie des Universitätsklinikums des Saarlandes (UKS) erprobt. Diese weltweit einzigartige Mobile Stroke Unit beherbergt einen Computertomographen und Laborgeräte, die für die Diagnostik des Schlaganfalls unentbehrlich sind. Per Telemedizin können die Bilddaten in die Klinik gesandt werden, um gegebenenfalls weitere Expertise einholen zu können. Allerdings wird hier noch die Finanzierung ausgehandelt.[63]

---

61   Vgl. Diener et al. (2004), S. 28 f.
62   Vgl. Schlaganfall-Initiative Regensburg e.V. (2009), Zugriff am [26.10.2009].
63   DZKF (2009), Zugriff am [26.10.2009].

Aufnahmekriterien für die Stroke Unit:

- frische Ischämie (Zeitfenster < 24 Stunden)
- keine oder nur geringe Bewusstseintrübung
- Crescendo-TIA* bzw. „progressive stroke"
- flukturierende Symptomatik
- Instabilität von Vitalparametern (Blutdruck, Puls, Temperatur usw.)
- relevante kardiale Erkrankungen
- geplante invasive Therapieverfahren

*Crescendo TIA: Vorbote eines Schlaganfalls, zeitlich dem Stadium III der Karotisstenose zuzuordnen. In der Neurologie ist es eine Bezeichnung für die Unterscheidung der Stadien eines Schlaganfalls.

Tab. 2: Aufnahmekriterien für die Stroke unit
(Quelle: in Anlehnung an Diener et al. (2004), S. 29.)

3.2.2 QUALITÄT UND KOSTEN

Für die Qualitätssicherung und standardisierte Umsetzung der Stroke Unit werden für vereinheitlichte Zertifizierungsmaßnahmen gesorgt. Die Therapieempfehlungen der Expertengruppe bzw. –kommission der Deutschen Gesellschaft für Neurologie (DGN) werden durch Leitlinien standardisiert. Verschiede Therapiemöglichkeiten wurden von der Kommission „Leitlinien"[64] der DGN erfasst. Und die Deutsche Schlaganfallgesellschaft gibt bestimmte Zertifizierungskriterien für die regionalen und überregionalen Stroke Units in Deutschland vor. In den Präambeln vom Jahr 2008 heißt es:

„**Regionale Stroke Units** sollen vorzugsweise an neurologischen Kliniken, können aber auch unter bestimmten Vorraussetzungen an internistischen Kliniken eingerichtet und betrieben werden. [...] täglich nachweislich eine fachärztliche neurologische Kompetenz mit Schlaganfallexpertise [...]. [...]permanente Zugriffsmöglichkeit auf eine computertomographische Diagnostik und intensivmedizinische Versorgung mit Beatmungsmöglichkeit im Hause einschließlich einer internistisch-kardiologischen Kompetenz zur Verfügung stehen."

---

64   Der Vorsitzende der Leitlinien-Kommission der DGN ist Prof. Dr. Hans-Christoph Diener von der Neurologischen Universitätsklinik in Essen. Die Leitlinien wurden mit der Deutschen Schlaganfallgesellschaft (DSG) abgestimmt. Der erste Vorsitzende der DSG ist Prof. Dr. Hacke, Direktor der Neurologischen Klinik von der Universitätsklinik in Heidelberg.

„Überregionale Stroke Units müssen sich in einer Neurologischen Akutklinik mit Schlaganfallexpertise befinden. [...] gesamte Differentialdiagnostik und –therapie des akuten fokalen neurologischen Defizits [...]. [...] permanente Zugriffsmöglichkeit auf neuroradiologischinterventionelle Notfalltherapie und lebensrettende Neurochirurgische Eingriffe erforderlich."

Die Kriterien umfassen 18 Punkte, die bspw. Anzahl der Schlaganfallpatienten pro Jahr und Bettenanzahl vorgeben, sowie den Aufbau des Stroke-Unit-Teams, bestehend aus Ärzten, Pflegepersonal, Physiotherapeut / Ergotherapeut, Logopäde / Schlucktherapeut und Sozialarbeiter usw.[65] Es wird hier vorgeschlagen, auf welche Art und Weise der Komplex „Schlaganfall-Versorgung" von mehreren Leistungserbringern gehandhabt wird. Die in die Entscheidungen eingebundenen Personen befinden sich in permanenter Kommunikation. So wird die bestmögliche Diagnostik und Therapie ohne Informationsasymmetrien zwischen den beteiligten Personen gewährleistet. Wie im zweiten Kapitel bereits geschildert worden ist, stellt das Schnittstellenmanagement in einem komplexen System einen wichtigen Faktor dar.

Hinter einem qualitativen und effektiven Dienstleistungsangebot stehen oft viele Faktoren. Einer der wichtigsten Faktoren ist die Qualitätssicherung. Jedoch werden aktuell neue Entscheidungen getroffen, die Außenstehende nicht immer nachvollziehen können. So hat sich *„Aus Gründen der Qualitätssicherung hat sich der Vorstand der DSG gemeinsam mit der DSG-Kommission „Fortbildung für Pflegekräfte auf der Stroke Unit" entschlossen, zunächst keine weiteren Kurse mit Zertifikat der DSG zu zulassen".* Die Fortbildungen sind gestoppt worden. Es heißt: *"Das Pflegefortbildungsprogramm der DSG „Qualifikationskurs Stroke-Unit" wird mittlerweile nahezu flächendeckend in Deutschland angeboten."* wurde von der DSG im Februar 2009 angekündigt.[66] Dies bedeutet, dass bereits die Versorgungsqualität gesichert worden ist. Also spielen gesundheitspolitische Parameter eine wichtige Rolle.

---

65   DSG (2008), Zugriff am [26.10.2009].
66   DSG (2009), Zugriff am [26.10.2009].

Ein weiterer Faktor ist die Kostenverschlüsselung für Komplexbehandlungen von komplizierten Krankheitsbildern. Das DIMDI erstellte in Zusammenarbeit mit dem BMG einen OPS[67]-Vorschlag 2009 für die Komplexbehandlung „Schlaganfall". Das Vorschlagverfahren wird vom DIMDI geführt, jedoch sind die Ansprechpartner die DGN und die DRG-Research-Group, welche Einzelheiten mit der DGS abstimmen. Die Problematik wird in dem OPS-Vorschlag ausführlich beschrieben. Ein wichtiger Punkt wird im Folgenden beschrieben: „Die OPS-Kategorie 8-981 dient der Beschreibung der Behandlung von Fällen mit akutem Schlaganfall auf einer spezialisierten Einheit. Überwiegend handelt es sich dabei um durch die DSG zertifizierte Stroke-Units." Ferner lautet die Begründung: „Die Mindestkriterien der OPS-Kategorie entsprechen daher im Wesentlichen den Zertifizierungskriterien der DSG. Bei der ursprünglichen Formulierung der Mindestkriterien wurde der zu große Interpretationsspielraum durch nicht präzise genug formulierten Kriterien unterschätzt. Die Erfahrungen aus der Praxis der Abrechnung und Fallprüfungen fordern daher eine Anpassung und Präzisierung der OPS-Kategorie."[68]

Hier wird erkannt, dass die Problematik der präzisen Erfassung von Behandlungskosten aufgrund Fehlinterpretationen oder Kommunikationsmängel immer noch bestehen. Die Kosten können nicht effektiv aufgeschlüsselt werden, solange die Instrumente der Vermittlung und Koordination fehlen. Damit können Kosten nicht gesenkt werden, wenn die Leistungskriterien nicht präzise formuliert werden können. Das Problem kann nicht gelöst werden, solange sowohl das Anpassungsverhalten der verschiedenen Gesellschaften an die wirtschaftlichen und medizinischen Rahmenbedingungen als auch das Verhalten der Leistungserbringer bei den Behandlungsprozessen nicht klar strukturiert sind. Der Faktor der Kostenverschlüsselung bleibt weiterhin eine große Herausforderung für das Krankenhaus-Controlling.

---

67   Der „Operationen- und Prozedurenschlüssel" (OPS, früher OPS-301) wurde vom DIMDI erstellt und seit 1996 zunächst nur zur Verschlüsselung operativer Eingriffe angewendet. Seit 2004 wird der OPS eingesetzt, um allgemein medizinische Prozeduren im Krankenhaus zu verschlüsseln. Seit 2005 wird der OPS auch im Bereich des ambulanten Operierens angewendet.
68   DIMDI (2009), S. 4.

4 METHODIK

Die zielgerichtete Literaturrecherche nach themenrelevanten wissen-schaftlichen Studien und Projekten, sowie die Relevanz dieser bilden die Grundlage für die jeweils getroffenen Aussagen im folgenden fünften Kapitel. Spezifische Ein- und Ausschlusskriterien, die Suchstrategie, sowie die Selektion werden im entsprechen Abschnitt zusammengestellt.

4.1 EIN- UND AUSSCHLUSSKRITERIEN

Studien, die alle folgenden *Einschlusskriterien* erfüllten, wurden in die Auswertung einbezogen:

E 1. **Krankheitsbild:** Stroke und Synonyme (s. Anhang I).

E 2. **Intervention**: Case Management / Managed Care.

E 3. **Sonstige Instrumente**: Critical / Clinical Pathway.[69]

E 4. **Design**: Randomisierte kontrollierte Studien (RCT), Meta-Analysen, Retrospektive Analysen, Review.

E 5. **Laufzeit**: ≥ ½ Jahr.

E 6. **Sprache:** Veröffentlichungen in deutscher und englischer Sprache.

E 7. **Standort:** Nordamerika und Deutschland.

Die *Ausschlusskriterien* ergeben sich im Umkehrschluss zu den Einschlusskriterien.

4.2 SUCHSTRATEGIE UND DATENSYNTHESE

Ziel der Literaturrecherche war es, vollständig publizierte klinische Studien zu den in dieser systematischen Übersicht behandelten Themenkomplexen zu identifizieren. In folgenden Quellen wurde nach relevanter und vollständig veröffentlichter Literatur in deutscher und englischer Sprache gesucht.

Zunächst wurden über die bibliographische Datenbankplattform Ovid-SilverPlatter (OvidSP) die beiden Datenbankressourcen Medline und Embase ausgewählt. Die OvidSP konnte jederzeit durch ein persönliches

---

69   Die klinischen Pfade werden mitberücksichtigt, da der Versorgungsweg des Case Managements aus definierten Behandlungspfaden besteht. Die Pfade werden durch den Case Manager vorgegeben.

Account über den Ergebnismanager verwaltet werden. Bei der Suche gab es eine Einschränkung hinsichtlich des Veröffentlichkeitszeitraumes vom Jahre 1970 abwärts, da das Versorgungskonzept ab den 70er Jahren eingesetzt worden ist. Die Suchstrategie in diesen Datenbanken erfolgte durch Eingabe von MeSH Terms und Begriffen auf Englisch, unter Zuhilfenahme der Werkzeuge, Thesaurus und Baumstruktur, die sich direkt auf die Intervention CM und das Krankheitsbild Schlaganfall beziehen. Diese wurden entsprechend mit „und" (and) bzw. „oder" (or) verknüpft. Eine detaillierte Suchstrategie befindet sich im Anhang I.

Außerdem erfolgte eine weitere Handsuche in den Literaturverzeichnissen relevanter Sekundärpublikationen, Meta-Analysen und Review, von den Treffern der OvidSP-Suche. Darüber hinaus wurde eine Handsuche durch freie Internetrecherche über Google und durch die Zeitschriftenbank und das Katalog der Universitätsbibliothek der Universität Duisburg-Essen mit den angeschlossenen Bibliotheken der deutschen Universitäten durchgeführt.

Ferner bot sich durch die Teilnahme an der Pressekonferenz des diesjährigen Kongresses *„Case Management in die Zukunft gedacht 2. Cologne Congress" – Managed Care"* in der Universitätsklinik Köln am 6. März 2009 die Möglichkeit an, wichtige Ressourcen von der Stabstelle Kommunikation mit in die Handsuche aufzunehmen. Des Weiteren erfolgte in der Bücherausstellung am Kongress vor Ort eine gründliche Recherche der aktuellsten Sekundärliteratur.

Bei der Selektion wurden die Doppelungen von den Datenbanken Embase und Medline dedupliziert. Die erste Selektion der Publikationen erfolgte anhand des Titels und des Abstracts. Im nächsten Schritt wurde der Volltext einer Studie inhaltlich über die vorgegebenen Einschlusskriterien bewertet und bei Nicht-Zutreffen der Kriterien ausgeschlossen. Die eingeschlossene Literatur befindet sich im Anhang II. Außerdem schieden alle Artikel aus, die keinen Volltext hatten oder ein Kommentar über eine Studie verfassten.

Bei der Suche in der OvidSP konnten 474 Treffer erzielt werden. Die Recherche in den Katalogen der Universitätsbibliothek ergab keine, die

Google-Suche eine, bei der Handsuche in der Universitätsklinik Köln eine, sowie in den Literaturverzeichnissen ebenfalls eine Publikation. Die Literaturrecherche erzielte insgesamt 477 Treffer. Nach der Selektion des Inhalts wurden sechs Ergebnisse eingeschlossen, die zwei in Deutschland und vier Treffer in Nordamerika (C, USA) beinhalten (s. Anhang III).

5 ERGEBNISSE DER EINGESCHLOSSENEN LITERATUR

Wie bereits in den vorherigen Kapiteln zwei und drei geschildert worden ist, ist die Versorgung von Schlaganfallpatienten nicht eine Angelegenheit einer einzelnen Berufsgruppe und Ebene, sondern ein komplexes, arbeitsteiliges Unterfangen. In diesem Kapitel wird die CM Intervention unter wissenschaftlichem Forschungsstand in Deutschland und in Nordamerika betrachtet. Im Rahmen dieser Arbeit kann aufgrund des begrenzten Umfangs keine sorgfältige Darstellung des Gesundheitsmanagements und -systems der eingeschlossenen Länder gemacht werden. Jedoch werden einige wichtige Fakten, die die Entwicklung der Gesundheitsversorgung wiedergeben, vorgestellt. In den nachfolgenden Abschnitten werden die wesentlichen sechs Ergebnisse der Literaturrecherche hinsichtlich der Verbesserung der Versorgungsqualität untersucht. Die Ergebnisse beinhalten CM Implementierungen und Projekte in der akuten und postakuten Schlaganfall-Versorgung in Nordamerika und Deutschland.

5.1 NORDAMERIKA

Da das CM Konzept vom angloamerikanischen Raum abstammt, macht es Sinn zunächst an die Versorgung im nordamerikanischen Raum, speziell in den USA, anzusetzen.

5.1.1 USA

Das amerikanische Gesundheitssystem ist ein Mischsystem, das sich hauptsächlich aus Beiträgen von privaten Versicherten finanziert. Daneben gibt es auch einen bedeutenden Sektor öffentlicher Gesundheitsfinanzierung durch die Programme *Medicare* und *Medicaid*. Medicare ist ein steuerfinanziertes Programm zur Finanzierung von Gesundheitsleistungen für Amerikaner, die 65 Jahre oder älter sind. Anspruchsberechtigt sind auch die meisten chronisch Nierenkranken (Dialysepatienten und Transplantierte). Daneben stellt Medicaid eine Absicherung gegen die Kosten von Erkrankungen für untere Einkommensschichten dar. Beide Programme wurden im Jahre 1966 eingeführt. Dadurch gab es eine Umstellung des privaten Krankenversicherungssystems in den USA. Diese stellten ihr Vergütungssystem auf Einzelleistungsvergütung um.

Dabei galt der Versicherungsschutz auch auf den Bereich der ambulanten Leistungen. Diese Reform am Gesundheitssystem führte zur Vermehrung der Zahl der Ärzte, neuer Technologien und der medizinischen Forschung. Bis Anfang der 70er Jahre konnten die steigenden Gesundheitsausgaben durch das volkswirtschaftliche Wachstum getragen werden. Die Qualität der Versorgung war in diesen Jahren relativ gut. Jedoch war dies nicht auf Dauer. Die weltweite Rezession zur Mitte der 70er Jahre führte in den USA zu kostendämpfungspolitischen Implementierungen auch im Gesundheitswesen.[70]

In den 80er Jahren wurde das Fallpauschalensystem, die DRG, als Kostendämpfungspolitik eingeführt. Die Kostenkontrolle in den Krankenhäusern wurde so erreicht, dass eine bestimmte Pauschalsumme pro Patient mit einer bestimmten Diagnose gezahlt wird. Der Vorteil für die Krankenhäuser war, dass bei niedrigeren Kosten einen Gewinn realisieren konnten. Damit war der Anreiz zur Kostenkontrolle in Krankenhäusern höher als beim alten Vergütungssystem. Die Folge war die Verlagerung von Leistungen in den ambulanten Bereich und eine erhebliche Senkung der durchschnittlichen Aufenthaltsdauer im Krankenhaus. Als Begleiteffekt wurde eine Zahl von Krankenhäusern geschlossen, da ein Überschuss an freien Krankenhausbetten entstand. Dieser Effekt kam dem marktwirtschaftlichen Sektor entgegen. Private Versicherer kauften diese Häuser auf und ließen neue Organisationsformen der Versorgung, Managed Care, entstehen.[71] Wie bereits im zweiten Kapitel berichtet worden ist, entstand CM mit der Verbreitung von Managed Care. Folgende CM Programme wurden in der Schlaganfall-Versorgung in den USA eingesetzt:

Die Studie von Hoyle et al. (retrospektive Analyse) untersuchte die klinischen und finanziellen Outcomes von der CM Intervention nach operativen Eingriffen zur zerebralen Gefäßwiederherstellung bzw. –öffnung (Revaskularisation) von Stenosen (TIA) in dem *St. Thomas Hospital in Nashville, Tennesse* der USA. Bei 384 Revaskularisationsprozessen wurden die Morbiditäts- und Mortalitätsrate, Dauer des Krankenhausaufenthaltes,

---

70 Schulenburg / Greiner (2007), S. 80.
71 Schulenburg / Greiner (2007), S. 81.

Höhe der Kosten, Rehospitalisierungsrate und Wiederaufnahmerate in die Intensivstation, Intensive Care Unit (ICU)[72], sowie indirekt den Effekt des Blutdrucks auf den Patienten als unabhängige Variable gemessen. Die Studienpopulation umfasste 207 Männer und 124 Frauen. Die Studiendauer betrug zwei Jahre (von Juni 1991 bis Juni 1993). Die Prozeduren beinhalteten Karotis-Endarteriektomie (CEA), Vertebralis-Karotis-Transposition (VCT), Subklavial-Karotis-Transposition (SCT) und weitere kombinierte Eingriffe. Die Daten über die klinischen Outcomes wurden über Arztberichte, klinische Evaluation und telefonische Interviews evaluiert. Durch das CM Programm wurde das postoperative Monitoring gestärkt, wodurch gezielt die Verlegung in die Intensivstation gesteuert wurde.[73]

Die Dauer des Krankenhausaufenthaltes durch das CM Programm reduzierte sich um 2,1 Tage. Ein Vergleich der Gesamtkosten des Krankenhauses zwischen der mit und ohne das CM zeigte eine Reduktion um 29 %. Die Rehospitalierungs- und Morbiditätsrate reduzierten sich ebenfalls, damit verbesserte sich die Lebensqualität der Patienten.[74] Diese signifikanten Unterschiede wurden zwischen den Werten von Pre- und Post-CM-Einsätzen in den zwei Jahren gemessen.

Die Gründe für die Verbesserung der Versorgungsqualität waren, vermehrte kooperative Änderungen bei der Behandlung unterstützt durch Ärzte, Pflegekräfte und der Verwaltung. Ferner ergab sich dadurch ein Nutzen durch die gesteigerte Kommunikation zwischen den Ärzten und den Pflegekräften. Die Patientenzufriedenheit wurde verbessert, da eine Kontinuität der Pflege gewahrt wurde.[75] Monitoring und Evaluation des Versorgungsprozesses wurden hier als Bestandteil der CM Phasen benutzt (s. Abb. 3 im Kap. 2). Das CM Programm dieses Krankenhauses hat seinen Schwerpunkt in der Implementations- und Evaluationsphase. Folglich lässt sich eine Ansicht begründen, dass der Ansatz von CM gekoppelt an eine gezielte Nutzung der Intensivstation die Qualität der Patientenversorgung nach operativen

---

72 Die ICU ist nicht mit der Stroke Unit gleichzusetzen.
73 Hoyle et al. (1994), S. 396 f.
74 Hoyle et al. (1994), S. 398.
75 Hoyle et al. (1994), S: 399.

Prozeduren von Schlaganfallpatienten in einem Akutkrankenhaus fördert. **Der Artikel von Crawley et al.** ist eine retrospektive Analyse über einen Zeitraum von einem Jahr, welche die Wirksamkeit des CM bei einer Behandlung des ischämischen Schlaganfalls *im Medical College of Georgia Hospitals and Clinics, Augustia, USA* untersucht. Das Studienprojekt bestand aus einer CM-Gruppe von 24 Schlaganfallpatienten und einer retrospektiven Gruppe von 115 Patienten vor der CM Implementierung. Bei der Datenanalyse wurden die Outcome Compliance der Patienten, Dauer des Krankenhausaufenthaltes und die Kosten, sowie die Komorbiditätsrate innerhalb der einjährigen Periode verglichen.[76]

Um einen multidisziplinären Ansatz für die Patientenversorgung aufzubauen, wurde ein kollaboratives Schlaganfall-Team aus zertifizierten Pflegekräften als Case Manager, Ärzten, Physiotherapeuten, Sozialarbeitern, Diätberater und Logopäden zusammengestellt. Das Team war für die Entwicklung eines Critical Path und eines CM-Plans zuständig. Der CM-Plan beinhaltete praktische Standards von diversen Disziplinen des zusammenarbeitenden Teams. Primär waren die Case Manager und das Ärzte-Team für die klinischen und finanziellen Outcomes verantwortlich. Ständige Kommunikation und wöchentliche Treffen war Bestandteil der Zusammenarbeit dieses Teams. Der Schlaganfallpatient wurde vom Case Manager von der Aufnahme bis zur Entlassung begleitet. Bei jeder Aufnahme eines Schlaganfallpatienten bewertete der Case Manager die physiologische und psychische Verfassung. Dabei wird eine diagnostische Analyse durchgeführt, um die Ziele und Aufgaben festzusetzen. Das heißt, dass bei Bedarf Berater der Physiotherapie oder Patientenschule, finanzielle Berater und das Medizinmanagement eingesetzt wurden.[77]

Das Ergebnis der Untersuchung zeigte eine Reduzierung der Dauer des Krankenhausaufenthalts um 4,3 Tage. Der Aufenthalt betrug 12,17 Tage bei der retrospektiven und 7,87 Tage bei CM-Gruppe Pro Patient bzw. pro Hospitalisation wurde um 3135,00 Dollar eingespart. Daneben stieg Compliance hinsichtlich der Medikamenteneinnahmen auf 71 %. Vorher

---

76   Crawley (1996), S. 239 f.
77   Crawley (1996), S. 240 f.

betrug sie 5 % in der retrospektiven Gruppe. Der positive Effekt auf die Komorbiditätsrate war sehr auffällig. Harnweginfektionen reduzierten sich um den Faktor acht. Es existierte kein relevantes Pneumonie-, Thrombose- oder Herzinfarktrisiko mehr.[78]

Dieses Projekt trägt dazu bei, zusätzlich zu anderen Studien Material zu beschaffen, um die Effektivität des CM zu belegen.[79] Das Projekt lässt aufgrund mangelnder statistischer Signifikanz noch keine eindeutige Aussage über die Wirksamkeit der CM Intervention bei ischämischer Schlaganfall-Versorgung treffen.

Der Artikel von Baker et al. stellt ein Review im Rahmen einer Pilotstudie dar, die die Unterschiede zwischen dem CM-Pflegemodell und dem Standard-Pflegemodell von nicht-blutungsbedingten Schlaganfallpatienten in dem *Columbus Regional Hospital*, in südöstlichen **Indiana, USA**, vergleicht.

Hintergrund: Im diesem Krankenhaus wurde stationäre „Care Units" (Pflegestation) mit einem interdisziplinären CM Pflegemodell implementiert. Das CM-Modell wurde gemäß patientenorientierter Pflegeausrichtung gebildet. Die interdisziplinäre Zusammenarbeit und eine proaktive Orientierung an die klinischen Outcomes der Patienten gehören zum Modell. Die Pflegeleitung unterstützt die CM-Pflege neben andere pflegerischen Tätigkeiten. Das Planen von Behandlungspfaden und die Koordination des interdisziplinären Teams sind weitere Bestandteile ihrer Arbeit.[80]

---

78 Crawley (1996), S. 243 f.
79 Crawley (1996), S. 244.
80 Baker et al. (1998), S. 197 f.

Die folgende Abbildung zeigt das Pflegemodell (CM-Modell):

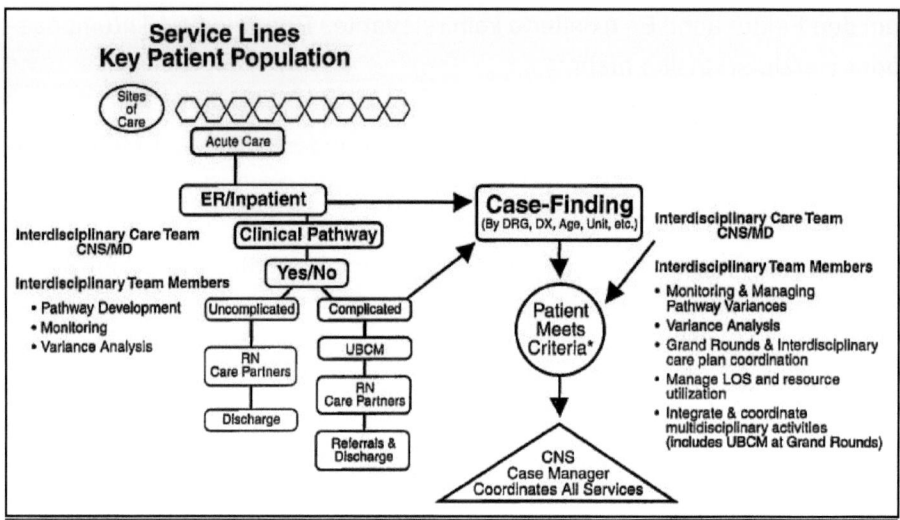

Abb. 6: Columbus Regional Hospital's Case Management Modell.
(Quelle: Baker et al. (1998), S. 198.)

Der Case Manager bestimmt den Anspruch des Patienten auf Leistungen entsprechend den Leitlinien[81], welche komplexe physiologische Bedürfnisse, funktionelles Gesundheitsbild, sowie verschiedene psychosoziale und ökonomische Bedürfnisse beinhalten.[82]

Die Daten der Untersuchung stammen von den aufgenommenen Patienten in das Krankenhaus aus dem Zeitraum zwischen Juni 1996 bis Juni 1997, die aufgrund eines nichthemorraghischen Schlaganfalls erhoben wurden. Von 273 Patienten wurden 30 für das Review randomisiert. Die Datensammlung wurde von zwei der Autoren, der neurologisch-orthopädischen Pflegeleitung und dem Case Manager durchgeführt. Am Ende wurden jedoch 23 Patienten analysiert, da sieben Patienten aufgrund postakuter Pflege eliminiert worden sind. Von den 23 Patienten wurden 15 CM-Patienten und 8 Patienten mit Standardbehandlung verglichen.[83]

---

81   Die Leitlinien sind zur gezielten Patientenselektion im Rahmen des Case Managements aufgestellt worden.
82   Baker et al. (1998), S. 198.
83   Baker et al. (1998), S. 200.

Das Ergebnis zeigte, dass die durchschnittliche Dauer des Krankenhausaufenthaltes für die CM-Gruppe 4,5 Tage betrug. Der Aufenthalt der anderen Gruppe dagegen 2,8. Die Patientenzufriedenheit der CM-Gruppe wurde von einem externen Unternehmensberater bewertet. Fünf Patientenergebnisse wurden mit Zufriedenheit registriert, und diese waren jedes Mal aus der CM-Gruppe. Insgesamt wurden in der CM-Gruppe erheblich mehr Ressourcen in Form von Team-Kommunikation, mehr Spezialisten, wie Case Manager, Logopäden, Entlassungspläne gegebenenfalls in Rehabilitation, Pflegeheim etc. eingesetzt. Ein weiterer Outcome der Studie war ein standardisiertes Callback-System, das das Feedback der Patienten verzeichnet.[84] Damit stieg insgesamt die Qualität der Behandlung.

Eine Kosten-Analyse ist in diesem frühen Stadium des CMs nicht durchgeführt worden. Es wird nur darauf verwiesen, dass die Pilotstudie dazu beiträgt, Bereiche für eine weitere Studie zu identifizieren, oder eine Verbesserung der Qualität und kostengünstige Pflege zu gewährleisten.[85]

5.1.2 KANADA

Das kanadische Gesundheitssystem war dem US-amerikanischen bis in die 1960er Jahre sehr ähnlich, hat sich dann aber durch Einführung eines obligatorischen Sicherungssystems für die ganze Bevölkerung und stärkerer staatlicher Regulierung ganz anders entwickelt. Das Gesundheitssystem, *Medicare,* genießt bei der kanadischen Bevölkerung eine hohe Wertschätzung.[86] Seit dieser Zeit ähnelt das kanadische System eher dem National Health Service in dem UK. Es hat das Merkmal eines „Mischsystems".[87]

Die Finanzierung von Gesundheitsleistungen in den jeweiligen Provinzen wird unterschiedlich gemanagt. Als Beispiel ist die Provinz Quebec zu nennen, da die Literaturrecherche nach CM Interventionen einen Treffer in Quebec ergab. Im ambulanten Bereich muss der Patient den Arzt sofort bezahlen. Die Kosten der Leistungen werden damit privat getragen. Bezug

---

84   Baker et al. (1998), S. 200 f.
85   Baker et al. (1998), S. 201.
86   Das System wird von der OECD als Steuer-gestütztes System klassifiziert.
87   Brede (2006), S. 41.

nehmend auf die Organisation der Gesundheit und sozialen Dienstleistungen von Quebec ist die Tendenz in ein ergebnisorientiertes Management. Das Ziel ist, die Verantwortlichkeit auf zentraler, regionaler und lokaler Ebene zu stärken.[88] Folgende Studie zeigt die Wirkung einer CM Intervention in einer Universitätsklinik in der Provinz Quebec:

Die randomisierte klinische Studie (RCT) nach Mayo et al. hat in fünf Akut-Krankenhäusern –angeschlossen an das *University Hospital Centre, in Montreal, Quebec* von Kanada – stattgefunden. Eine Zahl 190 Personen wurden randomisiert. Ziel der sechswöchigen CM Intervention war es, Patienten nach der Entlassung aus dem Krankenhaus von einem „Case Manager" zu begleiten. In einem Zeitraum von sechs Monaten kontrolliert der Case Manager durch Hausbesuche und telefonischen Anfragen, in Koordination mit dem Hausarzt, die überlebenden Schlaganfallpatienten und vermittelt gleichzeitig diese in sogenannte „Community-Based Stroke Service"[89] Zentren. In dieser Studie wurde primär das Outcome *Phsyicial Component Summary* (PCS)[90] in einer Umfrage untersucht. Die Messungen erfolgten sekundär in Bezug auf die Outcome *Utilisation of Health Services* (Nutzung der Gesundheitsdienste), sowie die Auswirkung auf die Körperfunktionen. Diese wurden erstens bei der Entlassung aus dem Krankenhaus, zweitens im Anschluss an die sechs Wochen dauernde Intervention und als letzter Zeitpunkt nach sechs Monaten nach einem akuten Schlaganfall gemessen.[91]

Von den 190 randomisierten Patienten wurden 96 Patienten in die CM Intervention und 94 in die gewöhnliche Behandlung zugeteilt. Im Anschluss an die sechswöchige Intervention bestanden die Studienteilnehmer aus der CM-Gruppe von 86 Patienten und der Kontrollgruppe von 81 Patienten. Jedoch wurden die fehlenden Werte bei der Analyse nach sechs Monaten unterstellt, indem die Datensätze wieder aufaddiert wurden. Damit analysierte man insgesamt 96 CM-Patienten und 94 Patienten der Standardbehandlung.[92]

---

88   Vgl. Quebec Health System, S. 4, Zugriff am [04.11.2009].
89   Gemeindenahe Schlaganfall Servicezentren
90   Ärztliche Untersuchungselemente
91   Mayo et al. (2008), S. 32.
92   Mayo et al. (2008), S. 34.

Bei der Messung gleich nach der Entlassung gab es hinsichtlich der statistischen Signifikanz der Outcomes bis auf den *PCS-Outcome* keine großen Unterschiede. Der signifikante Unterschied ist dadurch begründet, dass das Alter und Geschlecht die Werte beeinflussten. Die *Besuche bei Spezialisten* zwischen dem Zeitpunkt der Intervention und 6 Monaten fiel mit einem Wert von 2,2 bei CM-Gruppe und 3,4 bei der Kontrollgruppe auf. Die CM-Gruppe besuchte damit nach der Entlassung weniger Spezialisten auf. Dieser Unterschied war statistisch signifikant. Die *Rehospitalisierungsrate* reduzierte sich von 10 auf 5 bei der CM-Gruppe in Bezug auf die Krankheit selbst. Die Rate der Wiederaufnahmen, die das CM durch Aktivitäten wie Schulung, Telefonberatung, Erinnerungen an die Termine etc. zu verhindern versuchte, war statistisch nicht signifikant.[93]

Es ergab sich kein Hinweis, dass durch diese Art der passiven CM Intervention ein zusätzlicher Nutzen in Bezug auf die Verbesserung der gesundheitsbezogenen Lebensqualität oder eine Reduktion der Nutzung von Dienstleitungen der Schlaganfall-Versorgung erzielt worden sind, im Vergleich mit dem konventionellen Entlassungsmanagement.[94]

5.2 DEUTSCHLAND

Im Kapitel 3.1 wurden die medizinischen Risikofaktoren in Bezug auf die Schlaganfallmortalität geschildert. Neben den Risikofaktoren spielt die medizinische Statistik eine große Rolle. (Die Wahrscheinlichkeit des Ereignisses „Schlaganfall" beträgt für eine Bevölkerung X, z.B. 0,0002 %). Generell können Risikokalkulationen zur Prognose von Gesundheitsbedürfnissen und notwendigem Versorgungsbedarf, Versorgungsergebnissen, sowie von zu erwartenden finanziellen Leistungsaufwendungen der Erkrankungen in einem Land dienen.[95] Damit sind Risikofaktoren Messgrößen für die Risikokalkulation der Gesundheitsbedürfnisse einer Population. Die Ausprägung der Schlaganfallprävalenz in den verschiedenen Ländern ist deutlich unterschiedlich. Die Zahl für Deutschland ist sehr auffällig hoch.

---

93   Mayo et al. (2008), S. 35 ff.
94   Mayo et al. (2008), S. 32.
95   Vgl. Niehoff (2008), S. 44.

Aus gesundheitsökonomischer Sicht wurde die Schlaganfall-Versorgung in der Stroke Unit in Deutschland bereits im Kapitel 3.2 vorgestellt. Dabei wurden in Bezug auf das Medizinmanagement wichtige Faktoren, wie die Qualitätssicherung über Zertifizierungsmaßnahmen, die Problematik der Kostenverschlüsselung aufgrund mangelnder Transparenz oder falscher Interpretation und die Koordinationsschwierigkeit der Schnittstellen genannt. Dabei ist in erster Linie der Patient der Leidtragende. Die individuellen Gesundheitsbedürfnisse des Patienten müssen erkannt und gegebenenfalls ermittelt werden. Patientenorientierung verlangt eine Zusammenarbeit mit den beteiligten Berufsgruppen.[96] Damit soll der Weg zur patientenorientierter Versorgung geöffnet werden. Ob dies mit der Umsetzung der Methode CM erreicht werden kann, muss die Praxis zeigen. Nach dem Suchergebnis zu beurteilen, wurde in Deutschland bisher keine wissenschaftliche Versorgungsforschung im Rahmen des Versorgungskonzeptes CM für Schlaganfallpatienten betrieben. (Diese Tatsache wird später im Kapitel sechs ausführlich diskutiert.) In der Praxis lassen sich allerdings viele Aktivitäten erkennen.

5.2.1 PROJEKT DES BETA INSTITUTES

Das Projekt „Augsburger Begleitstelle PatientenNetz Schlaganfall" wurde durch die freie Internetrecherche (Google) ermittelt und in Kapitel 2.2 bereits als Beispiel im Rahmen der Ebenen erwähnt. Welche Beweggründe es für die Gründung der Begleitstelle gab, wird im Folgenden veranschaulicht.

Gerade bei sehr komplexen Krankheitsbildern wie dem des Schlaganfalls ist es wichtig, für den Patienten bzw. Klienten[97] einen möglichst reibungslosen Behandlungsablauf zu gewährleisten, denn die meisten Schlaganfallpatienten sind über 70 Jahre alt und häufig von weiteren Krankheiten (multimorbide) betroffen.[98] Damit steht eine patientenzentrierte Versorgung im Mittelpunkt der Interessen aller Beteiligten. Der Patient wird häufig durch überflüssige Behandlungsprozesse, bspw. durch Mehrfachuntersuchungen etc., mehr beeinträchtigt als durch die Krankheit selbst.

---

96   Vgl. Von Reibnitz (2009), S. 107.
97   Aus Gründen der Vereinfachung wird im folgenden Abschnitt der Begriff Patient benutzt. Generell wird je nach Beziehungszusammenhang zwischen Klient und Patient unterschieden.
98   Diener et al. (2004), S. 342.

Aus gesundheitsökonomischer Sicht sind häufig ineffiziente Behandlungspfade in der Gesundheitsversorgung für den Anstieg der Kosten in Gesundheitswesen verantwortlich. Die sektorale Trennung und die damit verbundene sektorale Ausrichtung der Finanzierungsstrukturen im Gesundheitswesen führen zu Verzerrungen in den ökonomischen Anreizstrukturen. Daraus resultiert die Gefahr einer teilsystemorientierten anstelle einer patientenorientierten Versorgung mit allen ineffektiven Begleiterscheinungen.[99] Ausgehend von dieser Problematik bildeten sich die sektorenübergreifende Managementkonzepte einer patientenorientierte Gesundheitsversorgung. Wie im Kapitel 2.1 und 2.2 erörtert worden ist, ist die CM Methode zweckdienlich für die patientenorientierte Versorgung. Daher können im Rahmen der Integrierten Versorgung folgende Beweggründe analog zur Schlaganfall-Versorgung abgeleitet werden: erstens der Bedarf nach Qualitätssicherungsmaßnahmen in einem Behandlungsprozess eines Patienten, zweitens das Bestreben nach der Reduktion der Kosten im Gesundheitswesen, sowie drittens generell das Reagieren auf die zukünftige demographische Entwicklung in Deutschland.

Diese Motive führten die Gründung der Augsburger Begleitstelle Schlaganfall herbei. Die Begleitstelle arbeitet nach den Grundsätzen der CM Methode. Auf diese Weise wird versucht die Betroffenen zu unterstützen. Gleichzeitig ist die Aufgabe der Begleitstelle die betroffenen Einrichtungen zu vernetzen.[100] Im beta Institut bestehen Kooperationen mit Leistungserbringern in Form von integrierten Versorgungsverträgen nach §§ 140 a ff. SGB mit der KKH, der Hamburg-Münchener sowie dem BKK Landesverband Bayern, mit HVB BKK, BKK Demag Kraus Maffei, IHV BKK, Gemeinsame BKK der Textilgruppe Hof, BKK Verbund plus, BKK der Deutschen Bank und BKK R+V. Die Barmer und TKK, sowie einige Versicherungen, die nach Einzelfällen entscheiden, übernehmen die Kosten für ihre Versicherten bei der CM-Begleitung (Institutionelle Ebene / Systemebene).[101]

Die Begleitstelle unterstützt und betreut Schlaganfallpatienten und ihre Angehörigen in allen Fragen und vermittelt Hilfsangebote. Alle Angebote

---

99   Vgl. Schöffski et al. (2007), S. 523 f.
100   Vgl. Herz (2008), S. 60.
101   beta Institut (2009), Zugriff am [17.10.2009].

sind auf deren individuelle Bedürfnisse zugeschnitten. Der Umfang des Betreuungsangebots erstreckt sich von Diensten, wie Informationsvermittlung zwischen den Krankenkassen und den Rentenversicherungsträgern, Hilfen zur Wiedereingliederung in den Alltag und am Arbeitsplatz, Sicherung der Nachsorge und Sekundärprävention, Vernetzung von seelsorgerischen und psychologischen Angeboten bis zu Unterstützungen bei familiären und partnerschaftlichen Fragen.[102] Das Interventionsmodell dient somit der Versorgung nach einem akuten Schlaganfall. Die Begleitung nach der Akutphase erfolgt über einen Zeitraum von einem Jahr (Individuelle Ebene).

Die Aufgabenbereiche in der Begleitstelle werden von drei zertifizierten Case Managern, die langjährige Erfahrungen in der Betreuung von Schlaganfallpatienten als Krankenpfleger haben, und einem Facharzt durchgeführt. Zum interdisziplinären Team gehören außerdem Mitarbeiter des Schlaganfallzentrums und des beta Instituts. Das beta Institut Augsburg übernimmt dabei als Projektträger des PatientenNetzes Schlaganfall in Kooperation mit dem Schlaganfallzentrum der Neurologischen Klinik des Klinikums Augsburg die gesamten Aufgaben der Entwicklung, Implementation und der ständigen Evaluation der Begleitstelle.[103]

Auf der Systemebene haben die Case Managerinnen sich eng mit Leistungserbringern (u. a. 57 Arztpraxen) vernetzt, um eine bessere Zusammenarbeit im Sinne des Patienten und der Versorgungseffizienz zu erreichen. Für die Akutphase bewegt sich der Patient im Schlaganfallzentrum auf einem klinischen Behandlungspfad (Critical Pathway). Die Begleitstelle Schlaganfall kommt hier neu dazu und konzentriert sich auf drei Punkte, die Vermeidung von Pflegeheimkosten und Verbesserung der Lebensqualität, Einhaltung eines zeitlich gestrafften Therapieverlaufs und Termintreue und dadurch verbesserte medizinische Nachsorge.[104] Besonderes Merkmal der CM-Begleitung ist die Erfassung der individuellen Belastungssituation des Betroffenen (Assesment) sowie die Erstellung eines auf die Bedürfnisse

---

102   Thorenz / Rottscheidt (2006), S. 21.
103   Herz (2008), S. 61.
104   Thorenz /Rottscheidt (2006), S. 21.

angepassten Hilfeplans (Planungsphase).[105] Das Assesment ist einer der wichtigsten Prozesse in der Informationsphase des Ablaufs von CM (s. Abb. 3).

Das Modell des Ablaufs von CM wurde im zweiten Kapitel dargestellt. Folgendes Modell des beta Institutes zeigt die Aufgabenabstimmung der beiden CM-Ebenen:

Case Management

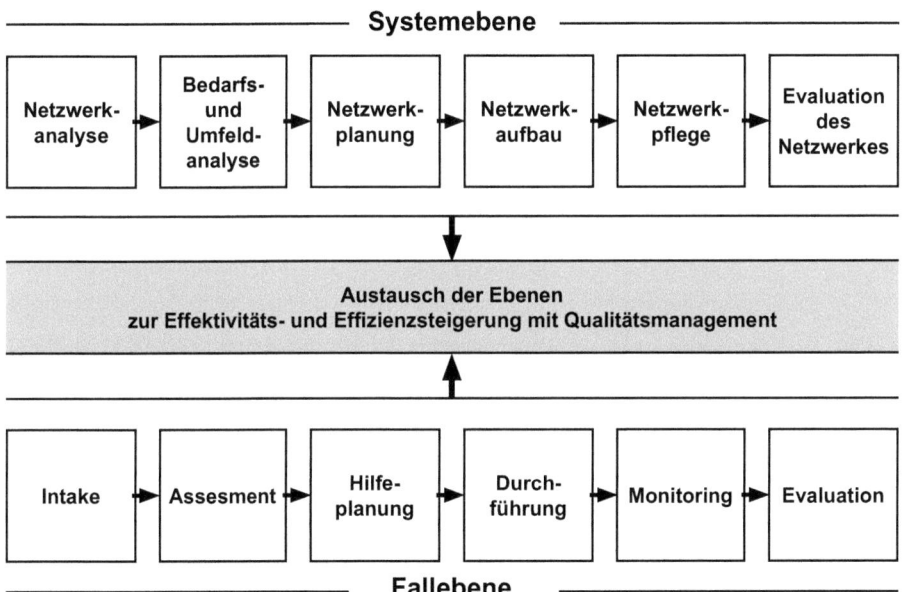

Abb. 7: *Austausch der Ebenen zur Effektivitäts- und Effizienzsteigerung mit Qualitätsmanagement.* (Quelle: Podeswik (2007), S. 6.)

Case Manager arbeiten auf zwei Ebenen: (1) auf der Fallebene in der Begleitung der Patienten und (2) auf der Systemebene in der Kooperation und Vernetzung der Partner, die für Patienten Leistungen erbringen (können). Auf diesen Ebenen arbeiten Case Manager strukturiert miteinander. Die Prozesse Intake, Assesment, Hilfeplanung, Durchführung, Monitoring und Evaluation der Patientenebene (hier: Fallebene), die im Kapitel 2.2 nach Amelung demonstriert worden sind, stellen eine Erweiterung der Phasen

---

105   Schramm / Becker (2007), S. 30.

von CM dar. Der Ablauf der Systemebene initiiert im ersten Schritt eine Netzwerkanalyse, geht weiter über Bedarfs- und Umfeldanalyse, die -planung, den -aufbau, sowie die Netzwerkpflege und endet mit der Evaluation des Netzwerkes. Hiermit werden alle Informationen der einzelnen Einrichtungen durch einen stetigen Prozessablauf ausgetauscht. Die Interaktion zwischen der Fall- und Systemebene führt schließlich zur Effektivitäts- und Effizienzsteigerung im Rahmen von Qualitätsmanagement.[106]

Eine 15-monatige **Qualitätsbefragung** vom Jahr 2006 erzielte insgesamt sehr positive Ergebnisse hinsichtlich der generellen Unterstützung durch Case Manager, wichtige Informationen über die Erkrankung, Informationen über Hilfs- und Unterstützungsangebote, Hilfe bei Vermittlung des Hilfs- und Unterstützungsangebote und Hilfe beim Kontakt mit Behörden, Ämtern bzw. Krankenkassen. Um das CM-Modell der Begleitstelle Schlaganfall darüber hinaus ökonomisch einschätzen zu können, wurde eine auf 18-monatige **Studie**, finanziert von der *Stiftung Deutsche Schlaganfallhilfe*, von Prof. Dr. Dr. Eckhard Nagel und Dr. Michael Ebert vom Institut für Medizinmanagement und Gesundheitswissenschaften, Bayreuth, in Kooperation mit dem beta Institut durchgeführt. Eine Veröffentlichung der Ergebnisse konnte im Rahmen dieser Arbeit nicht ermittelt werden. Ferner lieferte eine **Diplomarbeit** wichtige Daten, um der Antwort auf die Frage nach ökonomischer Effizienz näher zu kommen: Neben der Analyse des Patienten- und Versorgungspfades eines Schlaganfallbetroffenen wurden relevante Versorgungsleistungen identifiziert und mit Kosten belegt sowie eine Gesamtkostenübersicht des Behandlungspfades Schlaganfall erstellt.[107] Jedoch wurden die Ergebnisse der Daten aufgrund des Nicht-Zutreffens im Rahmen des Kriteriums Studiendesign ausgeschlossen. Eine zweite **retrospektive Analyse** von 2008 erzielte wichtige Ergebnisse. Die Patientenbefragung von einer Rücklaufquote von 53,2 % (49 Antworten von 92 Befragten Patienten) wurde nach einjähriger CM-Begleitung durchgeführt – im Gegensatz zur Befragung 2006, als die Patienten bereits vier Monate nach dem Akutereignis befragt worden waren. Insgesamt ist im Vergleich der beiden Befragungen festzustellen, dass die Patientenzufriedenheit in allen abgefragten Einschätzungen zugenommen

---

106   Vgl. Podeswik (2007), S. 6.
107   Schramm / Becker (2007), S. 30 f.

hat. Dies lässt schlussfolgern, dass die Begleitung ihre Wirkung tatsächlich im Verlauf entfaltet und eine einmalige Beratung, z.B. am Ende der Rehabilitation, dagegen weniger wirksam ist.[108]

5.2.2 COLOGNE CONSULTANT CONCEPT (CCC)

Im Rahmen eines Pilotprojektes wurde vom Vorstand der Universitätsklinik Köln 2003 beschlossen, das Handlungskonzept CM zu entwickeln und zu erproben.[109] Das in der Klinik für Neurologie im Jahr 2007 erfolgreich eingeführte und mit dem 1 Platz im bundesweiten Hospital-Innovations-Preis 2008 ausgezeichnete „Cologne-Consultant-Concept" ist eine Weiterentwicklung angloamerikanischer ärztlicher Versorgungsmodelle und geht mit einer Abkehr vom klassischen Stationsarztmodell einher. Prof. Dr. Gereon Fink, Direktor der Klinik und Poliklinik für Neurologie und Initiator des CCC, hebt die Transparenz des Systems hervor. Kernpunkt des CCC ist, dass die ärztliche Versorgung stationsübergreifend erfolgt. Aufzunehmende Patienten werden chronologisch rollierend den Assistenzärzten zugeordnet, die in Teams arbeiten und nicht nach Stationsgrenzen oder Aufnahmetag.[110] Nach der Aussage von Fink heißt es, dass Organisationsstrukturen, die flexibel und schnell den sich ständig verändernden Erfordernissen angepasst werden können, im ärztlich wie im pflegerischen Bereich benötigt werden. Die Klinik und Poliklinik für Neurologie der Uniklinik Köln hat eine komplexe Versorgungsstruktur mit neun Intensivbetten, zehn Stroke-Unit-Betten, 6 Frühreha-Betten und 50 Betten für Patienten mit hohem und niedrigem Pflegebedarf. Es werden jährlich ca. 4000 Patienten stationär und ca. 4500 ambulant betreut.[111]

Fink berichtete, dass das CM in der Neurologie durch zwei erfahrene Pflegekräfte vollzeitig durchgeführt wird. Diese sind für das Planen effizienter Abläufe bei Diagnostik und Therapie und die stationäre Aufnahme und Zuteilung der Patienten zu den entsprechenden Pflegeeinheiten zuständig. Das CM organisiert also – soweit bei Aufnahme erkennbar – welche Untersuchungen wann stattfinden können, und wer (welcher Arzt)

---

108   Schramm / Becker (2008), S. 29f.
109   Bostelaar et al. (2009), S. 1.
110   Vgl. Schroeter / Fink (2008), S. 1124 f.
111   Fink (2009), S. 1.

den Patienten wo (welcher Pflegebereich) versorgt. Diese Entscheidungen sind unabhängig voneinander und die Zuweisung von Patienten zu Pflegeeinheiten und betreuenden Ärzteteams ist eine neue und wichtige Aufgabe der Case Manager in der Kölner Neurologie. Durch die Einführung des CCC in Verbindung mit dem CM und den Pflegeintensitätsbereichen konnte eine erhebliche Leistungssteigerung der Klinik (Casemix, Fallzahl jeweils +25%) erreicht werden. Die durchschnittliche Liegedauer nahm erheblich ab (-23%). Die Zahl positiver Rückmeldungen zur ärztlichen und pflegerischen Versorgung nahm zu. In der Beurteilung durch leitende Mitarbeiter der Abteilung konnte eine wesentliche Annäherung der Ist-Einschätzung kritischer Erfolgsfaktoren an Soll-Vorstellungen erreicht werden. Trotz der Leistungsverdichtung im Stationsalltag war die Arbeitsatmosphäre stabil gut.[112]

Ferner sagte Fink, dass durch die effiziente Organisationsstruktur in der Krankenversorgung Freiräume für die Versorgung von Patienten, aber ebenso für Forschung und Lehre geschaffen werden können, die ebenfalls wichtige Aufgaben einer Universitätsklinik sind. Die Ein-Jahres Evaluation weist das CCC als erfolgreiche neue ärztliche Organisationsstruktur im Krankenhaus aus, für die das CM eine wichtige entlastende Funktion darstellt und die umgekehrt die zentrale Bedeutung des CM für ein zügiges und effizientes aber Patienten-gerechtes Arbeiten in Zeiten immer knapper werdender Ressourcen im Gesundheitssystem verstärkt.[113]

Das CM ist ein wichtiger Bestandteil eines professionellen Managements im Krankenhaus. Ohne das Handlungskonzept CM kann die Zuordnung der aufgenommenen Patienten nach dem Grundsatz des CCC-Modells funktionieren. Denn die Aufnahme eines Patienten und die Koordinierung zwischen den Schnittstellen führt der CM durch, so dass es nicht zu Reibungsverlusten kommen kann. Die Ein-Jahres Evaluation belegt, dass das CCC-Modell mit der entlastenden Funktion von CM erfolgreich umgesetzt worden ist.

---

112   Fink (2009), S. 1.
113   Fink (2009), S. 2.

6 DISKUSSION

Als Resultat der Ergebnisse der Literaturrecherche, besteht ein großer Bedarf an Versorgungsforschung für die Konzepte für die Patientenversorgung in Deutschland (s. Kap. 5.2). Im Wörterbuch der Gesundheitsökonomie wird die Versorgungsforschung „in Erweiterung der idealisierten klinischen Forschung im Rahmen der *Outcomes Research* – als die Untersuchung der Effektivität, also die Wirksamkeit einer Intervention unter Alltagsbedingungen" definiert. „Die Versorgungsforschung soll hier die Brücke zwischen wissenschaftlicher Evidenz und klinischer Exzellenz schlagen."[114] Die Forschung in Deutschland hinsichtlich des Versorgungskonzeptes CM ist, wie festgestellt worden ist, im Rückstand. Über die CM Intervention in der Versorgung von Schlaganfallpatienten gab es bisher keine wissenschaftliche Untersuchung. Damit lässt sich über die Wirksamkeit von CM in der Versorgung von Schlaganfallpatienten in Deutschland lediglich eine Tendenzaussage treffen. Die Ergebnisse der anderen Länder lassen eher die Wirksamkeit schlussfolgern, da sie auf Studien beruhen.

Wie im dritten Kapitel geschildert worden ist, ist der Schlaganfall eine häufige, folgenreiche und behandlungsintensive Krankheit. Er ist außerdem die häufigste Ursache für lebenslange, hohe Kosten verursachende, Behinderung im Erwachsenenalter in Deutschland[115] Der Faktor, demographischer Wandel, begleitet von einer Veränderung der Struktur der Haupttodesursachen ist auf epidemiologische Veränderungen der Gesundheitsrisiken zurückzuführen.[116] Folglich wird das Erreichen einer „gerechten" Versorgung der alten und chronisch erkrankten Menschen, darunter Schlaganfallpatienten, erschwert und nimmt an Bedeutung zu. Jedoch kann ein möglicher Hinderungsgrund des Nicht-Erreichens von „gerechter" Versorgung die Folge von Ineffizienz beim Einsatz von Gesundheitsressourcen im Alter sein, was moralisch und ethisch in Frage gestellt werden muss.[117] Das Alter der Schlaganfallpatienten ist meistens ca. 60 Jahre.

---

114   Stock et al. (2008), S. 203.
115   Barzel et al. (2008), S. 171 ff.
116   Hey / Maschewsky-Schneider (2006), S. 18.
117   Vgl. Marckmann (2003), S. 25.

Ferner kann die Epidemiologie demographische Prognosen nutzen, um ihren Beitrag zur Versorgungsforschung und zur Strategieberatung zu leisten.[118] Das CM kann für chronische und kostspielige Erkrankungen oder Krankheiten im Alter eine Interventionslösung sein, damit die Folgen der Prognosen über die Demographie, die die hohen Kosten verursachen werden, nicht eintreffen. Oder gerade durch das CM abgemildert werden können. Das CM ist ein Instrument der Beratung und Koordination, also der Strategieberatung im Gesundheitswesen.

Gerade die oben erwähnten Kräfte, wie demographischer Wandel, Risikofaktoren, Ineffizienzen, Qualitätsmängel und der Anstieg von Kosten etc. sollten hinreichende Argumente für den notwendigen Einsatz neuer Versorgungskonzepte, wie das CM, sein. Die Praxis zeigt, dass das Projekt des beta Institutes bzw. das CCC-Modell in Deutschland Interesse bei den Leistungserbringern und Kostenträgern geweckt hat. Diese Fallbeispiele wurden erfolgreich umgesetzt (s. Kap. 5.1.2). Das heißt, die Methode findet in der Praxis bereits Anwendung, ohne vorher gründlich wissenschaftlich evaluiert zu werden. Darüber hinaus belegen Analysen aus den USA und Kanada den positiven Effekt von CM, welche im Kapitel 5.1.1 vorgestellt wurden. Außerdem erlauben die gesetzlichen Rahmenbedingungen (§ 140a SGBV) in Deutschland immer mehr neue Managementansätze im Gesundheitswesen.

Dennoch bleibt es Tatsache, dass mit dem wissenschaftlich nicht fundierten Einsatz des CMs in der Schlaganfall-Versorgung ein nicht kalkulierbares Risiko eingegangen wird. Dies ist ein starkes Argument für eine möglichst gesetzliche bzw. private Förderung der neu strukturierten Versorgung durch das CM. Nach Amelung bildet die gesetzliche Grundlage der integrierten Versorgung in Deutschland einen fördernden Anreiz für neue Gestaltungsoptionen von Modellen (s. Kap. 2.1.2). Investoren und Kostenträger sind motiviert, neue Implementierungen, welche sich in dieser Form über das CM abbilden lassen, einzusetzen. Das Projekt des beta Institutes und das CCC-Modell zeigen, dass immer mehr Investoren und Kostenträger bereit sind, anfangs hohe Ausgaben zu

---

118   Vgl. Hey / Maschewski-Schneider (2006), S. 22 f.

tätigen. Kurzfristig gesehen, ist die Intervention zwar sehr kostspielig, aber langfristig betrachtet, können eher Erträge erzielt werden. Die Gründe dafür sind die Einsparpotentiale der Gesundheitsressourcen, die durch das CM erreicht werden können. Die bisherigen Erfahrungen in der Praxis lassen Einsparpotentiale erwarten. Damit besitzt das CM ein realistisches Erfolgspotential bei vermutlich eher niedrigem Risiko.

Eine schwedische Studie nach *Cesarini et al.* vom Jahr 1999 demonstriert eine CM Intervention in einem Akut-Krankenhaus bei der Schlaganfall-Versorgung. Dabei werden die klinischen Outcome-Parameter über eine zwölfjährige Untersuchung analysiert. In der Untersuchung werden die klinischen Outcomes von zwei unterschiedlichen Zeitspannen, zwischen der ersten Periode- und zweiten Periode derselben Studienpopulation nach der operativen Behandlung von subarachnoidalen Blutungen (bedingt durch Aneurysma) verglichen. Die erste Periode umfasst Ende der 80er und die zweite die 90er Jahre. Diese ist eine sehr aussagekräftige Analyse, da das Ergebnis die Reduktion der Mortalitätsrate und die Verbesserung der klinischen Outcomes auf lange Dauer verifiziert.[119] Jedoch wurde sie in Rahmen dieser Arbeit ausgeschlossen, da sie das Kriterium für den Standort nicht erfüllte. Das Endergebnis ist, dass sie den erfolgreichen Einsatz von CM beweist und ein Beispiel für die ersten CM Studien in Europa darstellt.

Neben der niederländischen ist heute das *schwedische Gesundheitssystem* gemäß einer Nachforschung aus dem Jahr 2007 bis 2009 für die Länder der Europäischen Union als das leistungsfähigste System bestimmt.[120] Daneben stellte sich der Gesundheitszustand in Schweden im internationalen Vergleich relativ gut dar. Im Mortalitätsvergleich der OECD liegt Schweden an dritter Stelle.[121]

Zunächst war das schwedische System der Krankenversorgung staatlich organisiert. Das Sozialsystem und so auch die Krankenversicherung

---

119 Vgl. Cesarini et al. (1999), S. 664.
120 Kocher / Oggier (2007), S. 82 ff.
121 Kocher / Oggier (2007), S. 61.

bestanden aus einer für alle Einwohner gleichen Grundabsicherung (Einheitssystem). Chronisch kranke Menschen, ebenso wie die gesamte Bevölkerung, konnten umfassende Versorgung auf hohem Qualitätsstandard beanspruchen. Jedoch Ende der 90er Jahre war Schweden in Finanznot. Ferner wurde im Jahr 1997 aufgrund steigender Kosten im Gesundheitswesen vom Reichstag eine Prioritätenliste mit vier Kategorien für die Krankenversorgung verabschiedet. An erster Stelle in der Liste werden Menschen mit akuter lebensbedrohender Erkrankung und schwere chronische Erkrankungen u. a. aufgeführt.[122]

Eine staatliche Gesundheitsorganisation mit einem unzureichend finanzierten System ohne Ausweichmöglichkeiten kann auf Dauer Versorgungsengpässen führen. Problematisch werden in einem Einheitssystem die ausufernden Kosten, die bestimmte Rationierungsmaßnahmen, wie Reduzierungen der personellen und sächlichen Ressourcen, verursachen können. Ein unzureichend ausgestattetes staatliches System sollte vor allem versuchen, Qualitätsverbesserung durch zusätzliche finanzielle Mittel zu sichern. Die Qualitätssicherung und Behebung von Engpässen können durch Versorgungsverträge zwischen den Gesundheitsbehörden und den privaten Einrichtungen bewerkstelligt werden. Auch Schweden lässt erste Ansätze eines solchen „Public-Private-Mix" in diesen Jahren erkennen.[123]

Also hängt die Umsetzung von Managed Care Interventionen, wie das Instrument CM, sowohl von einem Einheits- als auch Mischsystem ab. In dieser Arbeit lässt sich die Aufmerksamkeit auf einen Punkt der Abhängigkeit von staatlichen oder privaten Lösungsansätzen in den einzelnen Ländern bei CM Umsetzungen bei chronischen Erkrankungen lenken. Eine genauere Untersuchung der Gesundheitsversorgung von Europa kann durchgeführt werden, um eine Aussage über die Abhängigkeit von der Beschaffenheit der Gesundheitssysteme treffen zu können. Im Rahmen dieser Arbeit kann lediglich die Schlussfolgerung aufgestellt werden, dass es CM Interventionen gibt und diese eine Verbesserung der Versorgungsqualität und Reduktion der Kosten erzielen können. Jedoch ist nicht erkennbar, unter

---

122   Vgl. Tiemann (2006), S. 205 f.
123   Vgl. Tiemann (2006), S. 229 f.

welchen gesundheitsökonomischen Rahmenbedingungen dies der Fall ist. Deutschland weist ein Erfolgspotential seit der Integrierten Versorgung im Rahmen der Managed Care Organisationen, unter anderem mit dem Versorgungskonzept CM, auf. Sie ist gegenwärtig ohne eine Förderung durch den Gesetzgeber zur sektorenübergreifenden Gesundheitsversorgung nicht vorstellbar.

7. FAZIT

In dieser Arbeit konnten wichtige Erkenntnisse hinsichtlich Entwicklung und Stand von CM gemacht werden. Die retrospektive Analyse nach Hoyle et al. untersucht das CM Programm im Krankenhaus mit dem Schwerpunkt in der Implementations- und Evaluationsphase. Der CM Ansatz, gekoppelt an eine gezielte Nutzung der Intensivstation, fördert die Versorgungsqualität nach operativen Prozeduren von Schlaganfallpatienten in einem Akutkrankenhaus. Das Projekt von Crawley trägt dazu bei, anderen Studien Material zu beschaffen, um die Effektivität des CM zu belegen. Die Pilotstudie nach Baker lässt ebenfalls erkennen, dass insgesamt die Versorgungsqualität verbessert worden ist. Die randomisierte klinische Studie nach Mayo et al. erzielte ein Ergebnis, dass die Wirksamkeit nicht verifiziert. Die Studie zeigt keine statistisch signifikanten Unterschiede. Jedoch wurde hier eine Analyse über einen kurzen Zeitraum von sechs Monaten durchgeführt. Die Anzahl der Population ist sehr niedrig, um signifikante Unterschiede messen zu können. Außerdem wurden die Unterschiede der Studienpopulation zwischen der CM- und Kontrollgruppe durch angenommene Daten ausgeglichen. Aus diesen unterstellten Daten können keine fehlerfreie Outcomes resultieren. Damit trägt diese Studie keine hohe Relevanz, um die Wirksamkeit der Intervention CM zu belegen.

Die Ergebnisse der Untersuchungen des beta Instituts verifizieren die Verbesserung der Versorgungsqualität. Ferner zeigt das CM im Krankenhaus parallel zum CCC-Modell ebenfalls eine enorme Verbesserung der Effektivität der Prozesse zwischen den Schnittstellen und eine Reduktion der Kosten aufgrund der gesunkenen Verweildauer. Jedoch gibt es keine veröffentlichten, wissenschaftlich fundierten Studien hinsichtlich der Wirkungen. In Deutschland zeigt das CM in der Schlaganfall-Versorgung Erfolgspotential im Rahmen der Integrierten Versorgung.

Letztendlich lässt sich die Frage nach der Wirksamkeit von CM bei der Versorgung von Schlaganfallpatienten durch Studien nicht beantworten. Es lässt sich lediglich eine Tendenzaussage über die Wirksamkeit in der Praxis treffen. Daher empfiehlt es sich, Versorgungsforschung hinsichtlich neuer Konzepte zu betreiben.

LITERATURVERZEICHNIS

Amelung, V. E.: Managed Care. Neue Wege im Gesundheitsmanagement. 4. Aufl., Gabler Verlag, Wiesbaden, 2007.

Amelung, V. E. / Meyer-Lutterloh, K. / Schmid, E. / Seiler, R. / Lägel, R. / Weatherly, J. N.: Integrierte Versorgung und Medizinische Versorgungszentren. Von der Idee zur Umsetzung. 2. aktualisierte und erw. Aufl., Medizinisch Wissenschaftliche Verlagsgesellschaft, Berlin, 2008.

Arnold, M. / König, H.-H. / Seitz, R.: Managed Care. Prinzipien, Effekte, Grenzen. In: Führen und Wirtschaften im Krankenhaus, Vol. 13, 1996, Heft 1, S. 8-12.

Barzel, A. / Eisele, M. / van den Bussche, H.: Die ambulante Versorgung von Schlaganfallpatienten aus Sicht von Hamburger Hausärzten – eine explorative Studie. In: Das Gesundheitswesen, Vol. 70; 2008, Heft 3, S. 123-208.

Berlit, P.: Basiswissen Neurologie. 5. Aufl., Springer Medizin Verlag, Heidelberg, 2007.

beta Institut: beta Institut für angewandtes Gesundheitsmanagement. Entwicklung und Forschung in der Sozialmedizin. Im Internet unter: http://www.beta-institut.de/fue_patientennetz.php (Zugriff am 1.10.2009).

beta Institut: beta Institut für angewandtes Gesundheitsmanagement. Entwicklung und Forschung. PatientenNetz Schlaganfall. Im Internet unter: http://www.beta-institut.de/fue_patientennetz.php (Zugriff am 17.10.2009).

BMBF: Kompetenznetz Schlaganfall. Im Internet unter: http://www.gesundheitsforschung-bmbf.de/de/390.php (Zugriff am 17.09.2009).

Bostelaar, R. A. (Hrsg.). Pape et al., R.: Case Management im Krankenhaus. Aufsätze zum Kölner Modell in Theorie und Praxis. Schlütersche, Hannover, 2008.

Bostelaar, R. A. / Pape R. / Roland, C: Casemanagement. Fünf Jahre Casemanagement an der Universitätsklinik Köln Rückblick und Ausblick. In: Das Krankenhaus. Ausgabe 3, 2009, S. 1-3.

Brede, F.: Gesundheitspolitik und Politikberatung. Eine vergleichende Analyse deutscher und kanadischer Erfahrungen. 1. Aufl., DUV, Wiesbaden, 2006.

Bower, K. A.: Case Management Designed fort the Care Contiuum. In :

Zander, K. (Hrsg.): Managing Outcomes through Collaborative Care. The application of CareMaping and Case Management. American Hospital Publishing, Chicago IL, 1995, S. 165-176.

Cesarini K. G. / Härdemark, H.-G. / Persson, L.: Improved survival after aneurysmal subarachnoid hemorrahge: review of case management during a 12-year period. In: J. Neurosurgery, Vol. 90, 1999, Heft 4, S. 664-672.

Cortekar, J. / Hugenroth, S.: Managed Care als Reformoption für das deutsche Gesundheitswesen. Metropolis-Verlag, Marburg, 2006.

DGCC: Deutsche Gesellschaft für Care und Case Management. Was ist Case Management? Im Internet unter: http://dgcc.de/wasistcm.html (Zugriff am 22.09.2009).

DGCC: Deutsche Gesellschaft für Care und Case Management. CM Standards. Praxis-Standards. Qualitätsstandards für das Fallmanagement Empfehlungen des Deutschen Vereins für öffentliche und private Fürsorge. Im Internet unter: http://dgcc.de/download/dv_qs_cm.pdf (Zugriff am 22.09.2009).

Diener, H. / Forsting, M.: Schlaganfall. Georg Thieme Verlag, Stuttgart, 2002.

Diener, H. / Hacke, W. / Forsting, M.: Schlaganfall, Georg Thieme Verlag, Stuttgart, 2004.

Dill, Ann E. P.: Managing to Care. Case Management and Service System Reform. Aldine de Gruyter, New York, 2001.

DIMDI: Klassifikationen WHO-Kooperationszentrum. Änderungsvorschlag für den OPS 2009. Komplexbehandlung Schlaganfall. Im Internet unter: http://www.dimdi.de/dynamic/de/klassi/downloadcenter/ops/vorschlaege/vorschlaege2009/124-komplexbehandlung-schlaganfall-ferbert.pdf (Zugriff am 27.11.2009).

DSG: Stroke-Units-Zertifizierungkriterien 2008. Im Internet unter: http://www.dsg-info.de/pdf/Stroke-Units-Zertifizierungskriterien2008.pdf (Zugriff am 26.10.2009).

DSG: Aktuelles. Im Internet unter: http://www.dsg-info.de/pdf/Aktuelles-DSG-Pflegefortbildung-02-2009.pdf (Zugriff am 26.10.2009).

DZKF: Kurznachrichten. Mobile-Stroke-Unit. Weltweit erster Einsatz eines Schlaganfall-Rettungswagens zur Vor-Ort-Behandlung des Schlaganfalles wird im Saarland erprobt. Im Internet unter: http://www.dzkfblog.

de/2009/01/20/mobile-stroke-unit/..
(Zugriff am 26.10.2009).

Ewers, M. / Schaeffer, D.: Case Management in Theorie und Praxis. 1. Aufl., Huber, Bern, 2000.

Ewers, M. / Schaeffer, D.: Case Management in Theorie und Praxis. 2. ergänzte Aufl., Huber, Bern, 2005.

Faß, R.: Systemsteuerung im Case Management – Dargestellt am Beispiel der beruflichen (Re-)Integration. In: Brinkmann, V. (Hrsg.): Case Management. Organisationsentwicklung und Change Management in Gesundheitswesen und Sozialunternehmen. 1. Aufl., Gabler, Wiesbaden, 2006.

Franzkowiak, P.: Struktur und Wandel. In: Hensen, G. / Hensen, P. (Hrsg.): Gesundheitswesen und Sozialstaat. Gesundheitsförderung zwischen Anspruch und Wirklichkeit. Gesundheit und Gesellschaft. VS Verlag für Sozialwissenschaften / GWV Fachverlage GmbH, Wiesbaden, 2008.

Fries, H.: Case Management als Gesundheitsdienstleistung. In: Löcherbach, P. / Klug, W. / Rummel-Faßbender, R. / Wendt, W-R. (Hrsg.): Case Management. Fall- und Systemsteuerung in der Sozialen Arbeit. 2. Aufl., Luchterhand Fachverlag, Neuwied, 2003.

Harmann, G. F. / Siebler, M. / von Scheidt, W.: Schlaganfall. Klinik. Diagnostik. Therapie. Interdisziplinäres Handbuch. ecomed Verlagsgesellschaft, Landsberg, 2002.

Hartmann, A.: Schlaganfall vorbeugen und behandeln. Südwest Verlag, München, 2007.

Herz, M.: Diplomarbeit am Lehrstuhl für Betriebswirtschaftslehre mit Schwerpunkt Produktions- und Umweltmanagement. Analyse von Patientenpfaden als Grundlage zur Prozessoptimierung im Gesundheitswesen am Beispiel der Case Management Begleitstelle PatientenNetz für Schlaganfallpatienten in Augsburg. Beta Institut / Universität Augsburg, Augsburg, 2008.

Hey, M. / Maschewsky-Schneider, U. (Hrsg.) / Busse, R. / Häussler, B. / Pfaff, H. / Rosenbrock, R. / Schrappe, M. (Co-Hrsg.): Kursbuch Versorgungsforschung. MWV, Berlin, 2006.

Hinderson, M. G: / Wallack, S. S.: Evaluating case management for the catastrophic illness, Business and Health, Vol. 4, 1987, Heft 3, S. 7-11.

Jahn, R.: Disease Management – strukturierte Behandlungsprogramme. Seminarfolien. Lehrstuhl für Medizinmanagement Universität Duisburg-Essen, Essen, 2009.

Kaplan, K. O.: Recent Trends in Case Management. In: Minahand et al. (Hrsg.): Encyclopedia of Social Work. National Association of Social Workers (NASW). NASW, Silver Spring, 1990, S. 60-77.

Klinik und Poliklinik für Neurologie Regensburg der Universität Regensburg © 2008. Im Internet unter: http://www.uni-regensburg.de/Fakultaeten / Medizin/Neurologie/patienten/stroke.html# (Zugriff am 17.09.2009).

Kocher, G. / Oggier, W. (Hrsg.): Gesundheitswesen Schweiz 2007-2009. Eine aktuelle Übersicht. 3. Aufl., Huber Verlag, Bern, 2007.

König, A.: Auf die Entwicklung des Pflegeberufs im gesellschaftlichen Kontext Einfluss nehmen. 1. Aufl., Urban & Fischer, München, 2006.

Knieps, F.: Perpektiven der integrierten Versorgung in Deutschland – Der Ordnungsrahmen der GKV und die Aufgabe der Integration aus Sicht der Politik. In: Klauber, J. / Robra, B.-P. / Schellschmidt, H.: Krankenhaus-Report 2005. Schwerpunkt: Wege zur Integration. Schattauer, Stuttgart, 2006.

Klingenbeck, R.: CCT Bild. Medizinische Klinik I. Kardiologie und internistische Intensivmedizin. Klinikum Darmstadt GmbH, Akademisches Lehrkrankenhaus der Universitäten Frankfurt/Main und Heidelberg-Mannheim, Darmstadt, 2009.

Löcherbach, P. / Klug, W. / Rummel-Faßbender, R. / Wendt, W-R. (Hrsg.): Case Management. Fall- und Systemsteuerung in der Sozialen Arbeit. 2. Aufl., Luchterhand Fachverlag, Neuwied, 2003.

Marckmann, J. (Hrsg.) / Brock, Dan W.: Gesundheitsversorgung im Alter. Zwischen ethischer Verpflichtung und ökonomischem Zwang. Schattauer Verlag, Stuttgart, 2003.

Middeke, M.: Arterielle Hypertonie: Empfohlen von der Deutschen Hochdruckliga / Deutsche Hypertonie Gesellschaft. Georg Thieme Verlag, Stuttgart, 2005.

Mullahy, C. M.: Case Management and Managed Care. In: Kongstvedt, P. R. (Hrsg.), The Managed Health Care Handbook, Aspen, Gaithersburg, 1996, S. 274-300.

Mumenthaler, M. / Mattle, H.: Kurzlehrbuch Neurologie. 1. Aufl., Thieme Verlag, Stuttgart, 2006.

Niehoff, Jens-U.: Gesundheitssicherung, Gesundheitsversorgung, Gesundheitsmanagement. Grundlagen, Ziele, Aufgaben, Perspektiven. MWV, Berlin, 2008.

Podeswik, A.: Case Management. In: beta Institut (Hrsg.): Jahresbericht 2007. beta Institutsverlag, Augsburg, 2007.

Rausch, A.: Pfade aus multiprofessioneller Perspektive. In: Roeder, N. / Küttner, T. (Hrsg.): Klinische Behandlungspfade: Mit Standards erfolgreich arbeiten. Deutscher Ärzte-Verlag, Köln, 2007.

Roeder, N. / Küttner, T. (Hrsg.): Klinische Behandlungspfade: Mit Standards erfolgreich arbeiten. Deutscher Ärzte-Verlag, Köln, 2007.

Rosenbrock, R. / Gerlinger, T.: Gesundheitspolitik. 1. Aufl., Huber Verlag, Bern, 2004.

Rothman, J. / Erlich, J. L. / Teresa, J. G.: Changing organizations and community programs. Sage, Beverly Hills, 1981.

Rothman, J.: A Model of Case Management. Toward empirically based practice. Social Work, Vol. 36, 1991, Heft 6, S. 520-528.

Schlaganfall-info.de: Die Hirnblutung. Im Internet unter: http://www.schlaganfall-info.de/hblut.htm (Zugriff am 24.10.2009).

Schlaganfall-Initiative Regensburg e.V.: Organisation. Die Stroke Unit. Im Internet unter: http://www.schlaganfall-initiative.de/stroke.html (Zugriff am 26.10.2009).

Schöffski, O. / Graf v. d. Schulenburg, J.M. (Hrsg.): Gesundheitsökonomische Evaluation. 3. Aufl., Springer, Heidelberg, 2007.

Schroeter, M. / Fink, G.: „Cologne Consultant Concept". Abkehr vom Stationsarztmodell, Vol. 105, Deutsches Ärzteblatt, 2008, Heft 21, S. A1124-A1127.

Schulenburg, von der J. M. / Greiner, W.: Gesundheitsökonomik. 2., neu bearbeitete Aufl., Mohr Siebeck, Tübingen, 2007.

Stock, S. / Redaèlli, M. / Lauterbach, K.W.: Wörterbuch Gesundheitsökonomie. 1. Aufl., Kohlhammer Verlag, Stuttgart, 2008.

Szathmary, B.: Neue Versorgungskonzepte im deutschen Gesundheitswesen. Disease und Case Management. Luchterhand, Neuwied, 1999.

Thorenz, A. / Rottscheidt, C.: PatientenNetz - Begleitstelle Schlaganfall. In: beta Institut (Hrsg.): Jahresbericht 2006. beta Institutsverlag, Augsburg, 2006, S. 21-22

Tiemann, S.: Gesundheitsysteme in Europa. Experimentierfeld zwischen Staat und Markt. Akademische Verlagsgesellschaft AKA GmbH, Berlin, 2006.

Von Reibnitz, C. (Hrsg.): Case Management: praktisch und effizient. Springer Verlag, Heidelberg, 2009.

Wendt, W. R.: Case Management im Sozial- und Gesundheitswesen. Eine Einführung. 4. Aufl., Lambertus-Verlag, Freiburg im Breisgau, 2008.

Wendt, W. R. (Hrsg.) / Bohrke-Petrovic, S.: Standards und Fachlichkeit im Case Management. Economica-Verlag, Heidelberg, 2009.

Werthemann, C.: Case Management im Gesundheitswesen. Konzeptionelle Grundlagen, ausländische Beispiele und erste Erfahrungen in der Schweiz. Dissertation.de, Berlin, 2006.

Quebec Health System: The Quebec Health and Social Services System in brief. Sante et Services sociaux Quebec. Publication. Im Internet unter: http://publications.msss.gouv.qc.ca/acrobat/f/documentation/2007/07-731-01A.pdf (Zugriff am 4.11.2009).

ANHANG I

SUCHSTRATEGIE

#	Suchen	Ergebnisse
1	Case Management	13355
2	Case management/ or case manager/	4203
3	Case management/ or critical pathways/	6408
4	clinical pathway/	2349
5	Clinical Pathway	1262
6	Critical pathway	3814
7	Managed Care	39571
8	managed care/	30521
9	**1 or 2 or 3 or 4 or 5 or 6 or 7**	**66106**
10	Stroke	230768
11	stroke/ or Cerebrovascular disease/ or stroke patient/ or stroke unit/	167087
12	stroke/ or brain infarction/	84024
13	Transient Ischemic Attack	14068
14	transient ischemic attack/ or brain is-chemia/	74330
15	Apoplexy	3126
16	Cerebrovascular Accident/	51986
17	**10 or 11 or 12 or 13 or 14 or 15 or 16**	**343604**
18	#9 and #17	586
19	*Dedupliziert von 18*	**474**

Tab. 3: Suchstrategie.
(Quelle: eigene Herstellung.)

Die Suche wurde am 1. September 2009 mit dem Ovid-SilverPlatter in den Datenbanken, Embase und Medline, durchgeführt.

ANHANG II

EINGESCHLOSSENE LITERATUR

1. Baker, C. M. / Miller, I. / Sitterding, M. / Hajewski, C. J.: Acute Stroke Patients. Comparing outcomes with and without case management. In: Nursing Case Management, Vol. 3; 1998, Heft 5, S. 196-203.
2. Crawley, W.D.: Case Management. Improving outcomes of Care for Ischemic Stroke Patients. In: MedSurg nursing, Vol. 5, 1996, Heft 4, S. 239-244.
3. Hoyle, R. M. / Jenkins, J. M. / Edwards Sr., W. H. / Edwards Jr., W.H. / Raymond, S. M. / Mulherin, J. L.: Case Management in cerebral revascularization. In: Journal of Vascular Surgery, Vol. 20, 1994, Heft 3, S. 396-402.
4. Mayo, N.E. / Nadeau, L. / Ahmed, S. / White, C. / Grad, R. / Huang, A. / Yaffe, M. J. / Wood-Dauphinee, S.: Bridging the gap: the effectiveness of teaming a stroke coordinator with patient's personal physician on the outcome of stroke. In: Age and Ageing, Vol. 37, 2008, Heft 1, S. 32-38.
5a. Schramm, B. / Becker, T.: PatientenNetz Schlaganfall. In: beta Institut (Hrsg.): Jahresbericht 2007. beta Institutsverlag, Augsburg, 2007, S. 30-31.
5b. Schramm, B. / Becker, T.: Stabiler Blutdruck, Hohe Zufriedenheit. PatientenNetz Schlaganfall. In: beta Institut (Hrsg.): Jahresbericht 2008. beta Institutsverlag, Augsburg, 2008, S. 28-30.
6. Fink, G. R.: Case Management in die Zukunft gedacht 2. cologne congress – Managed Care. Pressekonferenz 6.03.2009. In: Pressemappe der Stababteilung Kommunikation, 2009.

ANHANG III

FLUSSDIAGRAMM

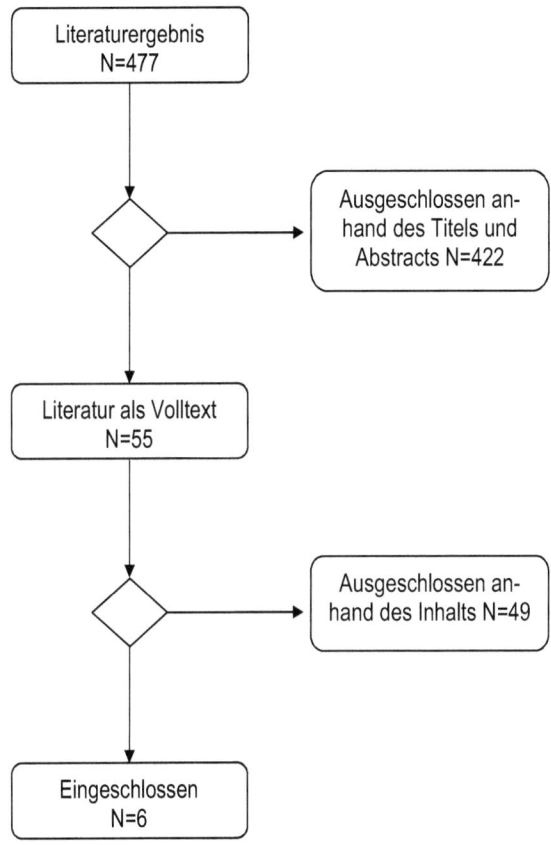

Abb. 8: Datensynthese (N = Anzahl der Studien)

(Quelle: eigene Herstellung)

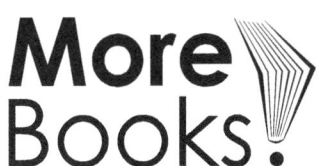
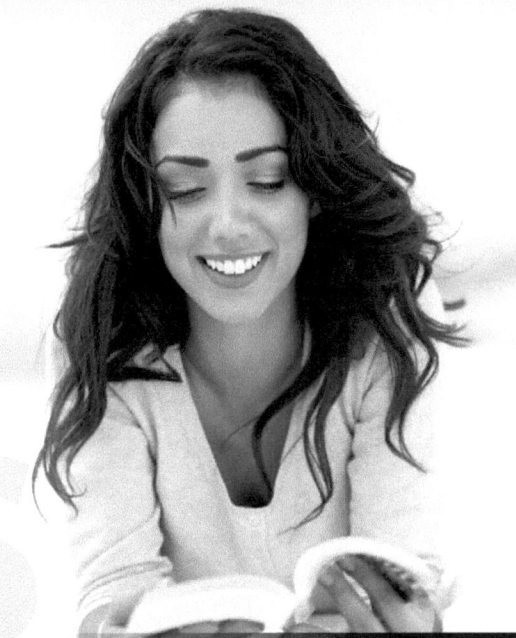
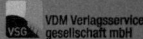

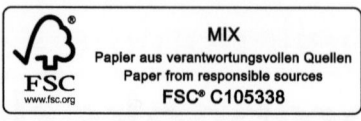
Printed by Books on Demand GmbH, Norderstedt / Germany